中国医学临床百家·病例精解

首都医科大学附属北京友谊医院

感染内科疾病

病例精解

主　编/齐文杰　王　红　王　超

科学技术文献出版社
SCIENTIFIC AND TECHNICAL DOCUMENTATION PRESS
·北京·

图书在版编目（CIP）数据

首都医科大学附属北京友谊医院感染内科疾病病例精解/齐文杰，王红，王超主编. —北京：科学技术文献出版社，2022. 8

ISBN 978-7-5189-9131-0

Ⅰ. ①首… Ⅱ. ①齐… ②王… ③王… Ⅲ. ①内科—感染—疾病—病案—分析 Ⅳ. ①R5

中国版本图书馆 CIP 数据核字（2022）第 068017 号

首都医科大学附属北京友谊医院感染内科疾病病例精解

策划编辑：彭　玉　　责任编辑：彭　玉　　责任校对：张永霞　　责任出版：张志平

出 版 者　科学技术文献出版社
地　　址　北京市复兴路 15 号　邮编 100038
编 务 部　（010）58882938，58882087（传真）
发 行 部　（010）58882868，58882870（传真）
邮 购 部　（010）58882873
官方网址　www. stdp. com. cn
发 行 者　科学技术文献出版社发行　全国各地新华书店经销
印 刷 者　北京地大彩印有限公司
版　　次　2022 年 8 月第 1 版　2022 年 8 月第 1 次印刷
开　　本　787 × 1092　1/16
字　　数　154 千
印　　张　13.5
书　　号　ISBN 978-7-5189-9131-0
定　　价　88.00 元

《首都医科大学附属北京友谊医院
感染内科疾病病例精解》

编 委 会

主　　编 齐文杰　王　红　王　超

顾　　问 张淑文

学术策划 梁金锐

编　　者 （按姓氏拼音排序）

常乐乐　陈阳琴　谷培云　胡　岚　黄光伟

李佳佳　李世荣　齐文杰　苏艳丽　田　地

王　超　王　鹤　王　红　王　燕　王佳旭

曾亚薇　张　莉　赵浩宏

主编助理 赵浩宏

主编简介

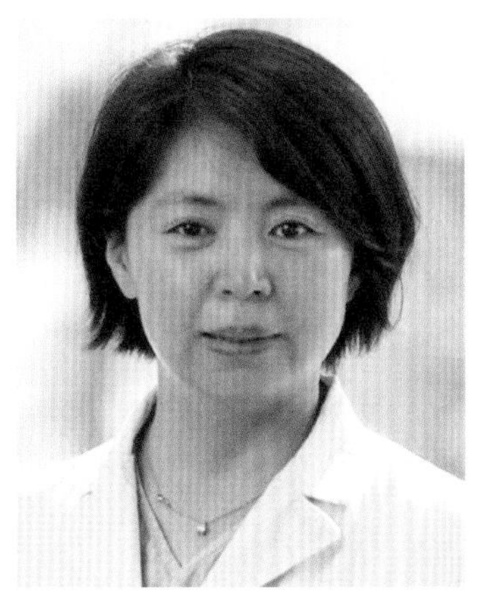

齐文杰，医学博士，副教授，硕士研究生导师，主任医师，首都医科大学附属北京友谊医院感染内科科主任。

现任北京中医药学会急诊专业委员会副主任委员、中华中医药学会急诊医学分会常务委员、中国中西医结合学会急救医学专业委员会委员、北京医师协会感染专科医师分会理事、中国研究型医院学会感染性疾病循证与转化专业委员会常务委员、中国医师协会中西医结合医师分会急救医学专业委员会常务委员、北京中西医结合学会感染专业委员会副主任委员、世界中医药学会联合会急症专业委员会常务理事、北京医学会感染分会委员。

主要从事急性感染性疾病及多脏器功能衰竭的临床、教学及科研工作。近年来主要针对急性重症胰腺炎及难治性感染、不明原因发热进行了系列中西医结合临床及基础研究。

主编简介

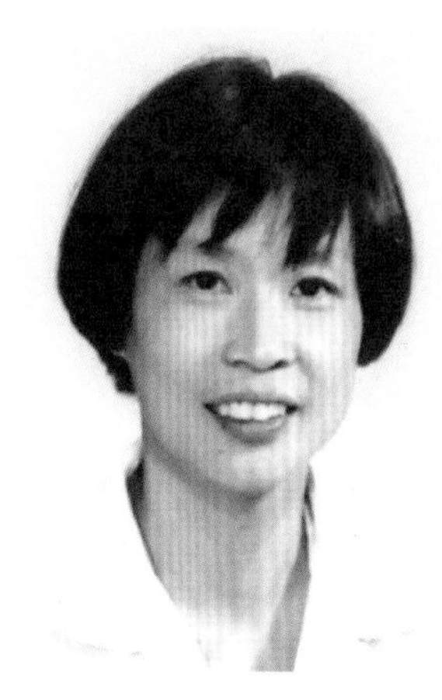

王红，教授，硕士研究生导师，主任医师。1982年毕业于首都医科大学医疗系。2003—2015年任首都医科大学附属北京友谊医院感染内科主任。

现任中国中西医结合学会急救医学专业委员会副主任委员、中华医学会感染分会委员、北京中医药学会急诊专业委员会副主任委员、《药物不良反应杂志》编委。

从事急性感染和重症感染并发多器官功能障碍综合征中西医结合临床诊治近30年，积累了丰富的临床经验。曾是北京市科委感染并发多器官功能障碍综合征中西医结合诊治研究课题组分课题负责人，并与课题组一起荣获国家中医药管理局中医药科技成果奖和北京市科学技术奖2项。2009年获中国中西医结合学会科学技术奖二等奖1项。曾主持北京市“十一五”中医药51510科技工程重点学科项目和国家中医药管理局“十二五”重点专科（专病）建设项目。

主编简介

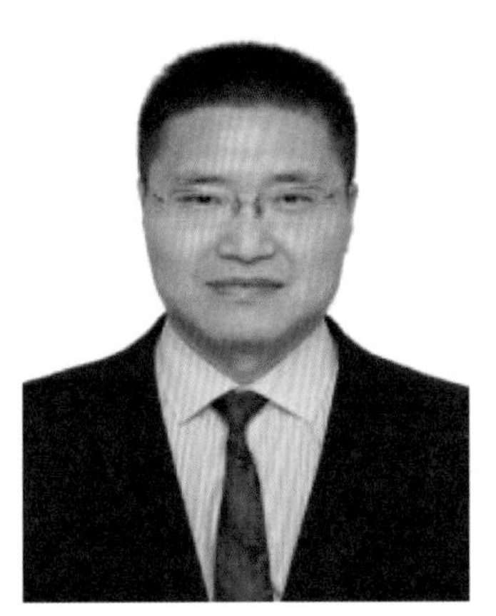

王超，内科学博士，副教授，硕士生导师，主任医师，首都医科大学附属北京友谊医院感染内科副主任。

现任北京中西医结合学会第二届灾害医学专业委员会委员、北京中医药学会第六届急诊专业委员会委员、中国民族医药学会传染病分会理事。

主要从事不明原因发热、急性感染性疾病的诊治和研究。

前　言

感染性疾病（包括传染性的和非传染性的）是临床上最常见的疾病种类，2020 年年初发生的新型冠状病毒肺炎更提醒我们，感染性疾病的诊治有时候需要全世界的团结和共同努力。

目前，我国法定传染病的诊治主要由专科的传染病医院负责，而综合医院里的感染内科主要诊治非传染性的感染性疾病，以及乙肝等部分传染性疾病，并且作为国家防控传染病体系中的一部分在防控流感、新型冠状病毒肺炎等传染病中发挥着重要作用。首都医科大学附属北京友谊医院（以下简称“我院”）在诊治感染性疾病中有自己的特色，即坚持中西医结合的方法诊治各种感染性疾病，常见病种包括：①发热待查（包括不明原因发热）、脓毒症、病毒感染、细菌感染、真菌感染；②肺炎、泌尿道感染（包括复杂性泌尿道感染）、胆道感染、胰腺炎合并感染、免疫功能低下感染（如器官移植术后发热等）、耐药细菌感染。此外，我院热带医学研究所擅长诊治和研究热带病、寄生虫病；我院肝病科擅长诊治和研究乙型肝炎、其他病毒性肝炎，以及各种疑难肝病，这些都有助于提高我们对感染性疾病的认识。在感染性疾病及发热待查的诊治中，需要多学科合作（即 MDT），我院雄厚的综合实力有助于诊治感染性疾病。因此，我们将近些年来经首都医科大学附属北京友谊医院感染内科（以下简称“我科”）诊治的一些典型病例、疑难病例汇集起来，并结合我们的临床经验进行点评，以供读者和同道参考。由于时代的原因、医师的理念、患者复杂的病情，每个病例的诊治中难免存在这样或那样的问题，病例提供的资料也有不详尽之处，希望读者能够予以理解。

本书编写和修订历时一年多的时间，参与编写者主要为我科医师、研究生和规培住院医师，在编写过程中也得到了本院其他学科同仁和各级领导的支持，在此表示感谢。还要感谢患者朋友们对随访工作的支持，以及科学技术文献出版社的领导和编辑们的大力支持。

因为本书编写仓促，难免有不足之处，欢迎广大读者多提宝贵意见！

编者

目 录

001 冷卟啉周期性发热综合征一例 …… 1

002 反复葡萄球菌感染伴嗜酸性粒细胞增高一例 …… 7

003 Q 热一例 …… 20

004 不明原因发热确诊为非霍奇金淋巴瘤一例 …… 26

005 金黄色葡萄球菌血流感染一例 …… 32

006 腰椎结核一例 …… 38

007 脾区间皮瘤一例 …… 46

008 人巴贝虫感染一例 …… 51

009 隐球菌脑炎一例 …… 63

010 EB 病毒淋巴细胞增殖性疾病一例 …… 72

011 恙虫病一例 …… 82

012 肝结核一例 …… 87

013 解没食子酸链球菌菌血症一例 …… 93

014 替加环素成功治疗耐药菌血流感染一例 …… 99

015 侵袭性肺部真菌感染一例 …… 107

016 临床诊断为韦格纳肉芽肿病一例 …… 117

017 医疗相关假体感染一例 …… 123

018 噬血细胞综合征一例 …… 129

019 利什曼病一例 …… 141

020 耐药鲍曼不动杆菌菌血症一例 …… 148

021 肾移植术后军团菌重症肺炎一例 …… 153

022 肾移植术后肺曲霉菌病一例 …… 159

023 肝癌被误诊为肝脓肿一例 …… 166

024 原发性肺腺癌并发副肿瘤综合征一例 …………………………… 171

025 重症耶氏肺孢子菌肺炎一例 ………………………………………… 179

026 传染性单核细胞增多症诱发急性无结石性胆囊炎及急性胰腺炎一例 …………………………………………………………………… 184

027 以多饮多尿为首发表现的垂体曲霉菌脓肿一例 ……………… 193

附录

首都医科大学附属北京友谊医院简介 ………………………………… 198

首都医科大学附属北京友谊医院感染内科简介 ………………… 201

病毒七项 ……………………………………………………………… 202

呼吸道病原学 IgM 九联检测 ……………………………………… 202

血清肿瘤标志物（男性） ………………………………………… 203

血清肿瘤标志物（女性） ………………………………………… 203

001 冷吡啉周期性发热综合征一例

病例介绍

患者，男，58 岁。主因“间断腹痛伴发热 5 年余”于 2014 年 10 月 20 日收入我科。

既往史：冠心病、高血压病史，无流行病学史。

患者于 5 余年前无明显诱因出现下腹痛，多为隐痛，不向其他部位放散，与进食、体位无关，伴发热（最高体温 38.4 ℃），多于午后出现，盗汗，无畏寒、寒战，无恶心、呕吐、纳差，大便次数增多，2 ~4 次/天，为黄色成形便，排便、排气后症状无缓解。当地医院查胃镜及结肠镜未见异常，症状持续 3 天后自行缓解。此后每年发作 1 ~2 次，每次持续 3 ~5 天，能自行缓解。2 年前，因工作压力增大，腹痛逐渐累及全腹，发作频率增加至每月 1 次，每次

笔记

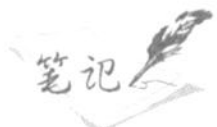

持续7～10天，体温最高达38.6℃，能自行缓解。遂至北京某三甲医院查红细胞沉降率（erythrocyte sedimentation rate，ESR）18 mm/h，C反应蛋白（C-reactive protein，CRP）13 mg/L，肿瘤标志物正常。给予口服美沙拉嗪、雷贝拉唑治疗后，症状无明显缓解，后就诊于北京另外一家三甲医院，查血、尿、便常规、生化及自身免疫抗体，均未见异常。腹部－盆腔增强CT、胃镜、小肠镜、胶囊内镜、PET－CT均未见明确恶性病变征象。近1年来，患者仍有周期性发作腹痛，发作周期为32～35天，每次发作持续10～20天，伴发热3～8天，体温波动于37.5～39.5℃，能自行缓解。为进一步诊治收入我科。

【体格检查】

入院查体无明显阳性体征。

【实验室影学检查】

病程中北京某三甲医院检查

ESR 18 mm/h，CRP 13 mg/L，肿瘤标志物正常。

胃镜：慢性非萎缩性胃炎；十二指肠球后前壁有一半球状隆起，约0.4 cm×0.5 cm，表面光滑，触之质软。

结肠镜及小肠造影：未见明显异常。

胶囊内镜：空肠可见1处黄斑，空肠及回肠末端散在片状充血、溃疡糜烂红斑，部分上覆白苔，空肠中上段为重，未见活动性出血。

病程中北京另一家三甲医院检查

查血、尿、便常规、生化及自身免疫抗体，均未见异常。

腹部－盆腔增强CT：第6组小肠肠壁多发增厚伴异常强化，不除外淋巴瘤可能；系膜区多发大小不等淋巴结，部分肿大融合（图1－1）。

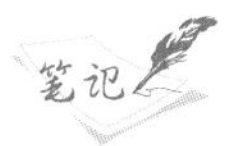

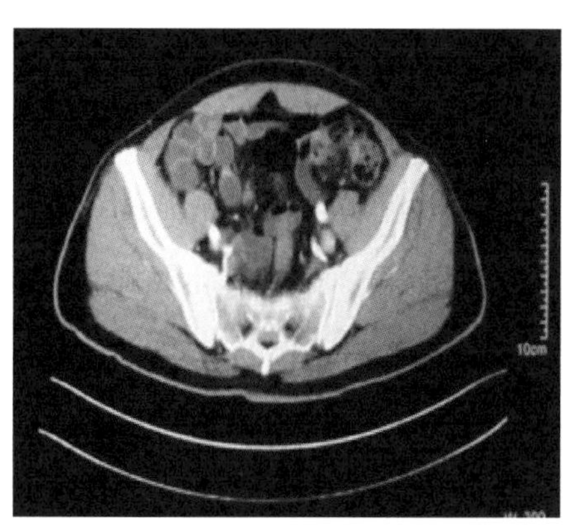

图 1－1 腹腔增强 CT

胶囊内镜：胃黏膜增厚、溃疡，性质待查（结外黏膜相关淋巴组织边缘区淋巴瘤?）；小肠溃疡，性质待定。

PET－CT 未见明确恶性病变征象。

胃镜及小肠镜：贲门及胃体黏膜病变，十二指肠息肉，空肠散在糜烂。病理示小肠黏膜急性及慢性炎，胃黏膜急性及慢性炎伴中度肠化。

入住我院后辅助检查

血常规：WBC 7.30×10^9/L，GR% 69.8%，HGB 157 g/L，PLT 240×10^9/L。ESR 40 mm/h，CRP 46.7 mg/L，降钙素原（PCT）0.13 ng/mL。多次血培养：阴性。乙肝、丙肝、HIV、RPR 抗体均阴性。

病毒九项阴性。结核菌素纯蛋白衍生物（tuberculin purified protein derivative，PPD）、结核感染 T 细胞检测：阴性。布氏杆菌虎红试验、肥达试验、外斐反应、流行性出血热抗体、抗莱姆病抗体均为阴性。ANA、ENA、ANCA、免疫球蛋白 + 补体均正常。肿瘤标志物均在正常范围内。

超声心动图：未见赘生物。考虑患者周期性长程发热，非感染因素可能性大，北京某医院行自身炎症性疾病相关基因检测(图 1－2)，结果示 Cias1（NLRP3）Exon3：c.907A > C p.Arg262Arg，符合诊

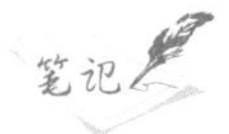

断为冷卟啉周期性发热综合征。

自身炎症性疾病相关基因检测

项目	测序位点	结果
DNA 测序	TNFRSF1A Exon2、3、4 Pyrin（MEFV） Exon2、10 MVK 5-Flanking 5UT Exon2、3、4、5、6、7、8、9、10、11 Intron2、4、6、8、9、10 3UT Cias 1（NLRP3） Exon 3 PSTP1P$_1$ Exon 3 Card 15（NOD2） Exon 4	测序显示下列位点为杂合子： Pyrin（MEFV） Exon2：c346T > TC p，Asp102Asp/Asp c，454A > AG p，Gly138Gly/Gly c，535C > CA p，Ala165Ala’ Ala Cias 1（NLRP3） Exon3：c.784C > CT p.Ty1221Tyc/Tyr 下列检点变异： Cias 1（NLRP3） Exno3：c.907A > C p.Arg262Arg

图 1－2　基因测序［Cias1（NLRP3）Exon3 c.907A > Cp.Arg262Arg］

【诊断】

入院诊断： 腹痛，发热原因待查；感染性疾病；冠脉粥样硬化，稳定型心绞痛；高血压 2 级；LAD，D2，LCX－PCI 术后。

最终诊断： 腹痛，发热原因待查；小肠肠壁增厚待查，炎症性肠病？自身炎症性疾病？冠脉粥样硬化，稳定型心绞痛；高血压 2 级；LAD，D2，LCX－PCI 术后。

【治疗】

予非甾体抗炎药物对症治疗。

【随访】

出院后随访 3 年余，患者仍然间断腹痛、发热，服用非甾体抗炎药物对症治疗后缓解。

病例分析

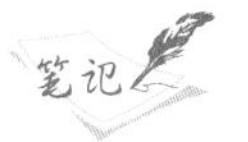

冷卟啉周期热是一种自身炎症性疾病（自身炎症性疾病是一组

遗传性、复发性、非侵袭性、炎症性疾病的总称）。主要由基因突变引起的炎症因子表达或清除异常所致。常有发热、皮疹、关节痛、关节炎、眼部病变、腹痛等表现。可影响多器官系统，特点为发作期 ESR 增快、CRP 增高等。无自身抗体产生。自身炎性疾病的诊断：①不明原因的周期性或持续性发热，发作期间急性期炎症反应因子在正常水平。②发热时至少伴有两个或两个以上的下列症状：全身淋巴结肿大、脾肿大、胃肠道症状、胸痛、黏膜、皮肤或眼部表现、关节症状等。③排除其他可能引起发热的原因：周期性发热（反复感染、自身免疫性疾病、肿瘤等）。自身炎症性疾病的特点：这种炎症不是由抗原－抗体反应引起，而是由调节炎症的基因变异引起；无自身抗体；无特异性 T 淋巴细胞异常活化。冷吓啉周期热是少见病，但不罕见。有一定地域种族分布特点，以中东及欧美多见，儿童常见，成人少见。儿童单基因自身炎症性疾病（autoinflammatory diseases，AIDs）分类见表 1－1。

表 1－1　儿童单基因 AIDs 分类

	疾病	基因/染色体	蛋白	遗传特征
周期性/复发性发热	家族性地中海热	*MEFV/16p13.3*	Pyrin	常染隐性
	甲羟戊酸激酶缺乏	*MVK/12q24*	Mevalonate kinase	常染隐性
	TNFR 相关周期热	*TNFRSF1A/12p13*	p55 TNF receptor	常染显性
	NLRP12 相关周期热	*NALP12/19q13*	NALP12	常染显性
冷吓啉相关周期热	FCAS,MWS,CINCA	*CIAS 1/NALP31q44*	Cryopyrin	常染显性
肉芽肿病	Blau 综合征	*CARD15/NOD216q12*	CARD15	常染显性
化脓性疾病	PAPA 综合征	*PSTPIP1/15q24-q25.1*	PSTPIP1	常染显性
	Majeed 综合征	*LPIN2/18p*	LPIN2	常染隐性
	DIRA	*ILIRN/2q*	IL-1 recepor antagonist	常染隐性

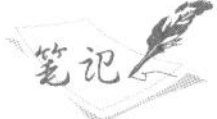

成人诊断相对困难：大多数并无特异性症状，单凭炎性基因异常，不能确定诊断，因为正常人也可能有，因此必须寻找其他指标。并不是所有的成人自身炎症性疾病都有胸痛、腹痛和皮疹。除外炎症、自身免疫性疾病、肿瘤、风湿，炎性因子阳性、抗炎药物（IL-1 拮抗剂、非甾体抗炎药、皮质激素）有持续疗效可作为应用指标。

患者为 58 岁男性，迁延病程，间断腹痛伴发热 5 年余，常规化验无特异性，影像学提示小肠多发溃疡，病理提示慢性炎症，未给予治疗，可自行缓解，具有自限性，但间断复发。因此，需要考虑非感染性发热，根据其风湿免疫相关指标阴性，除外风湿免疫性疾病，也没有淋巴瘤的证据，因此需要考虑自身基因变异相关性疾病，排查自身炎症性疾病。

病例点评

冷卟啉周期性发热综合征是自身炎症性疾病的一种。自身炎症性疾病是一组遗传性、复发性、非侵袭性、炎症性疾病。这种炎症不是抗原－抗体反应引起的，而是由调节炎症的基因变异引起的。随着基因诊断技术的进步，过去 10 年中多种自身炎症性疾病被认识和发现，如家族性地中海热、肿瘤坏死因子受体相关周期性发热等，当然，也包括本病例所展示的冷卟啉周期性发热综合征。因此，长程周期性发热、常规检查不能明确诊断时，需要考虑自身炎症性疾病的可能。

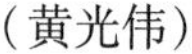
（黄光伟）

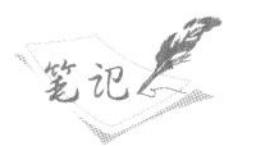

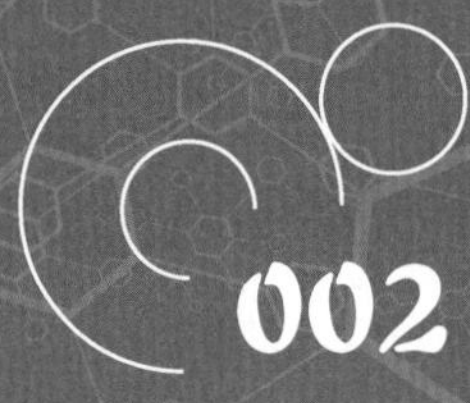

002 反复葡萄球菌感染伴嗜酸性粒细胞增高一例

病例介绍

患者，男，61 岁。主因“反复发作脓肿伴发热 30 余年，加重 1 个月”于 2013 年 9 月 24 日入院。

既往史：嗜酸性粒细胞增多症 30 余年，曾口服激素治疗，目前未接受治疗。否认糖尿病、高血压、冠心病病史，否认肝炎、结核病等传染病病史，否认输血史。有青霉素类药物过敏史。

患者 30 余年前无明显诱因出现右侧腹股沟红肿伴发热，体温最高 39 ℃，无其他伴随症状，自服安乃近后体温降至 38 ℃，后于北京某医院就诊，行脓肿切开引流术后，体温降至正常，具体治疗不详。此后患者多于天气转凉时出现腹股沟脓肿伴发热，性质同前，每年发作 1 次，多于脓肿引流后好转。先后于北京多家三甲医

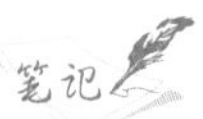

院就诊，诊断为嗜酸性粒细胞增多症，间断服用泼尼松 4～6 片/天治疗，具体治疗不详。7 年前患者出现肝内占位伴压痛，于北京某医院行剖腹探查术 + 肿物切除术，诊断为“肝脓肿”，具体治疗不详。2010 年患者再次出现剑突下疼痛，伴腹股沟肿物进行性增大伴压痛，伴持续高热，再次就诊于北京某医院，行腹股沟脓肿引流术后，发热略好转，后为进一步诊治转至我科住院，诊断为肝脓肿、腹股沟脓肿，先后给予头孢美唑、去甲万古霉素、甲硝唑、更昔洛韦、克拉霉素、头孢哌酮舒巴坦、左氧氟沙星抗感染治疗，在反复肝脓肿穿刺引流后，患者好转出院。出院后 1 个月患者再次出现腹股沟肿物，局部压痛，伴持续发热，体温最高 40 ℃，平时波动于 38.5～40.0 ℃，伴畏寒、间断剑突下烧灼样疼痛，不伴放散痛，于大兴某医院就诊，行腹股沟脓肿引流术后，患者仍有持续高热，行腹部 CT 提示肝右叶脓肿。穿刺液培养：可见金黄色葡萄球菌。入院后考虑诊断为肝脓肿、腹股沟脓肿，给予左氧氟沙星联合万古霉素抗感染治疗，效果欠佳，换为左氧氟沙星联合美罗培南抗感染治疗，患者仍高热，遂将抗生素调整为氟康唑联合万古霉素抗感染治疗，复查腹部 B 超示肝右叶 75 mm × 65 mm 囊实性包块。2013 年患者仍间断高热，体温最高 39 ℃，为进一步诊治收入我科。患者自发病以来，神清，精神可，睡眠及食欲可，大小便正常，体重减轻 2 kg。

个人史：生于并久居于北京，无疫区、疫水接触史，无放射线、毒物接触史，吸烟 40 余年，每天 20～30 支，否认饮酒嗜好。

【体格检查】

T 37.1 ℃，P 86 次/分，R 20 次/分，BP 110/70 mmHg，神清，精神可，腹软，剑突下及右侧肋缘下压痛，肝肋下 3 cm，剑突下 8 cm，肝区叩击痛阳性，双侧腹股沟区可见大量的切开引流后的瘢痕（图 2－1）。余查体均正常。

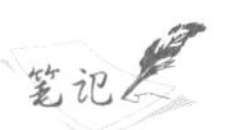

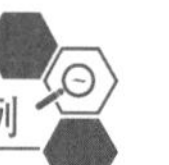

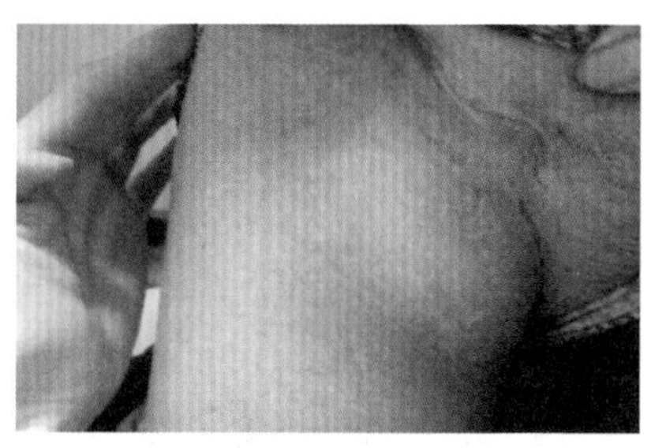
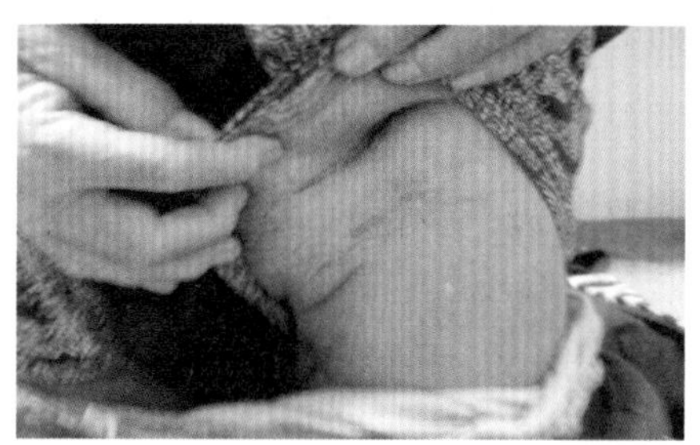

图 2－1　双侧腹股沟切开引流瘢痕

【实验室及影像学检查】

2010 年 3 月 5 日至 31 日于我科第 1 次住院期间

血常规（2010 年 3 月 5 日）：WBC 14.01 $\times 10^9$/L，GR% 82.2%，EO% 1.1%，PLT 429 $\times 10^9$/L。

腹股沟结节针吸涂片（2010 年 3 月 5 日）：可见嗜中性粒细胞，考虑为炎性改变。

左肝脓肿穿刺物涂片（2010 年 3 月 5 日）：可见大量嗜中性粒细胞，考虑为炎性改变。穿刺液培养（2010 年 3 月 8 日、3 月 11 日）：可见金黄色葡萄球菌。

骨髓活检病理（2010 年 3 月 22 日，图 2－2）：镜下可见骨穿组织一条，造血组织占 50%，脂肪组织占 50%，三系细胞可见，粒红细胞比 2∶1，巨核细胞 1～3 个/HPF，嗜酸性粒细胞略增多。

骨髓穿刺细胞学（2010 年 3 月 23 日）：骨髓增生明显活跃，M∶E 为 2.46∶1。粒系增生明显活跃，中晚阶段比例增高，其他阶段比例大致正常，各阶段嗜酸性粒细胞比例增高，红系增生明显活跃，中晚红比例稍高，淋巴单核细胞无明显异常，涂片巨核细胞共 130 个，涂片中易见成堆及散在血小板，分类中未见特殊细胞。

腹部 CT（2010 年 3 月 11 日，图 2－3）：①肝脏多发混杂密度灶，符合肝脓肿伴肝周积脓表现，结合临床，建议动态观察或必要

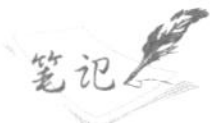

时进一步检查，除外占位病变；②胆囊显示不清，肝内胆管略扩张需结合临床；③脾脏低密度灶，性质待定（梗死？或其他?），需结合临床进一步检查；④双侧腹股沟区多发软组织密度灶（肿大淋巴结？或其他?）。

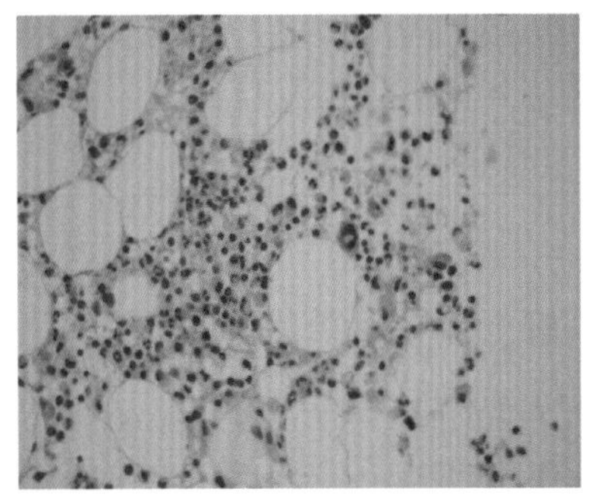

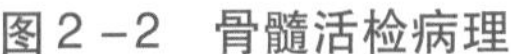

图2－2　骨髓活检病理

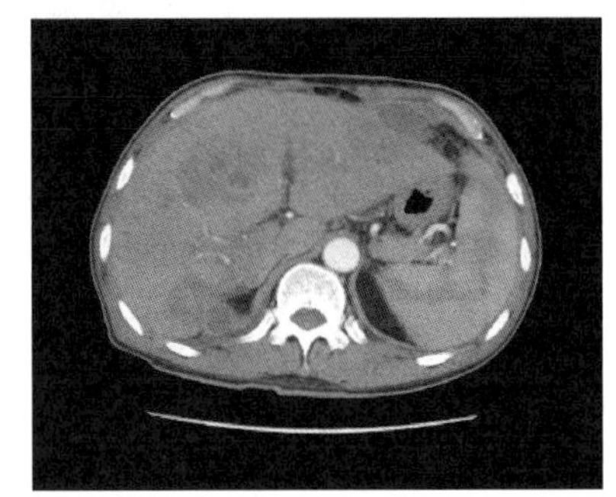

图2－3　腹部 CT

胸部 CT（2010 年 3 月 11 日，图 2－4）：①双肺索条、磨玻璃密度影，炎症可能。②左肺下叶肺大泡。

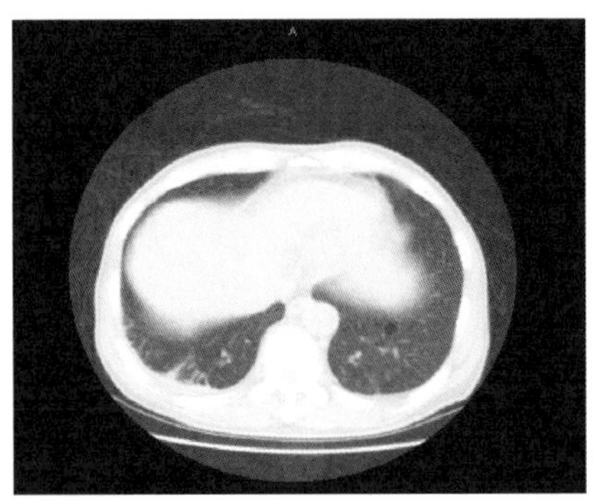

图2－4　胸部 CT

其他医院检查（2013 年 9 月）

右大腿根部组织病理（2013 年 9 月 10 日）：纤维结缔组织内可见大量中性粒细胞、淋巴细胞、浆细胞及少量嗜酸性粒细胞浸润，局部可见血管闭塞、炎性细胞浸润，并见小脓肿形成，符合慢性化脓性炎。如临床怀疑肿瘤，建议再次取样。

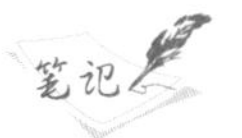

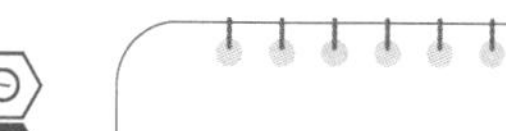

心脏彩超（2013 年 9 月 21 日）：主动脉瓣退变。

第 2 次入院后辅助检查

血常规（2013 年 9 月 24 日）：WBC 11.6 $\times 10^9$/L，GR% 77%，EO% 10.9%，HGB 107 g/L，PLT 372 $\times 10^9$/L，CRP > 160 mg/L。

生化肝肾功能（2013 年 9 月 24 日）：ALB 26.5 g/L，GLU 7.96 mmol/L，余正常。

血分片（2013 年 9 月 25 日）：中性杆状核 17%，嗜酸性粒细胞 11%，淋巴细胞 10%。

尿常规（2013 年 9 月 25 日）：细菌 134.6/μL。

便常规（2013 年 9 月 25 日）：正常。

C21（2013 年 9 月 25 日）：ALP 174 U/L，GGT 156 U/L，ALB 29.1 g/L，A/G 0.8，CHE 3.94 KU/L，乳酸 2.52 mmol/L，尿酸 93 μmol/L，总胆固醇 2.78 mmol/L，HDL 0.7 mmol/L，LDL 1.42 mmol/L，超敏 C 反应蛋白（hs-CRP）15.43 mg/L，余正常。

心肌酶谱（2013 年 9 月 25 日）：正常。

DIC（2013 年 9 月 25 日）：PT 14.7 s，APTT 51 s。

抗凝血酶：AT-Ⅲ 67%，Fbg 7.98 g/L，D-Dimer 1.7 μg/mL。

ASO、RF、艾迪氏计数（2013 年 9 月 25 日）：正常。

PCT（2013 年 9 月 25 日）：0.38 ng/mL。

中性粒细胞碱性磷酸酶（2013 年 9 月 30 日）：阳性率 4%，积分为 6 分。

内毒素（2013 年 9 月 25 日）：0.57 EU/mL。

甲状腺功能（2013 年 9 月 25 日）：T3 2.13 pg/mL，余正常。

贫血系列（2013 年 9 月 25 日）：铁蛋白 951.4 ng/mL，余正常。

CYF211、NSE、AFP、CEA、CA199、CA125（2013 年 9 月

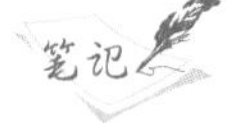

25 日）：正常。

免疫球蛋白及补体（2013 年 9 月 25 日）：IgM、IgG、IgA、C3 均正常，C4 37.6 mg/dL。

自身抗体 - 免疫印迹法（2013 年 9 月 25 日）：抗 SSA 抗体 52KD，余正常。

抗核抗体 - 斑点法（2013 年 9 月 25 日）：阴性。

乙肝及丙肝（2013 年 9 月 25 日）：阴性。

HIV（2013 年 9 月 25 日）：阴性。

抗结核抗体、流行性出血热抗体、布氏杆菌虎红试验、肥达试验、外斐反应、莱姆病抗体、军团菌抗体、肺炎支原体抗体、肺炎衣原体抗体（2013 年 9 月 25 日）：阴性。

便找寄生虫卵（2013 年 9 月 24 日）：未见虫卵。便找阿米巴滋养体及包囊（2013 年 9 月 29 日）：未见阿米巴滋养体及包囊。疟原虫检测（2013 年 9 月 25 日）：未见疟原虫。镜下红细胞形态好，白细胞总量、嗜酸性粒细胞数量高，未见血液内寄生虫。尿找霉菌（2013 年 9 月 25 日）：未见霉菌。尿找结核菌（2013 年 9 月 25 日）：未找到结核杆菌。便找霉菌（2013 年 9 月 25 日）：偶见真菌孢子，未见菌丝。

尿培养（2013 年 9 月 24 日）：未生长。尿 L 型菌培养（2013 年 9 月 24 日）：未生长。

血培养（2013 年 9 月 24 日）：未生长。

呼吸道病原学 IgM 九联检测（2013 年 9 月 25 日）：阴性。

EBV - DNA、CMV - DNA（2013 年 9 月 25 日）：阴性。

病毒九项（2013 年 9 月 25 日）：腺病毒 3 型 IgM 及腺病毒 7 型 IgM 阳性。G 试验（2013 年 9 月 25 日）：阴性。

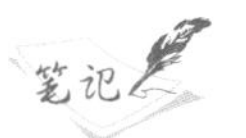

结核感染 T 细胞检测（2013 年 9 月 26 日）：淋巴细胞培养 + 干扰素测定 A 80 SCFs/10^6 PBMC；淋巴细胞培养 + 干扰素测定 B 60 SCFs/10^6 PBMC。穿刺液涂片找结核菌（2013 年 10 月 1 日）：未找到结核菌。

穿刺液涂片（2013 年 10 月 1 日）：G^+ 球菌。穿刺液普通细菌培养（2013 年 10 月 1 日）：金黄色葡萄球菌。穿刺液真菌涂片（2013 年 10 月 1 日）：未见真菌。穿刺液真菌培养（2013 年 10 月 1 日）：阴性。

胸部 CT（2013 年 9 月 25 日，图 2－5）：①双肺索条、磨玻璃密度影，炎症可能，部分陈旧病变不除外，需结合临床必要时复查；②左肺下叶肺大泡。

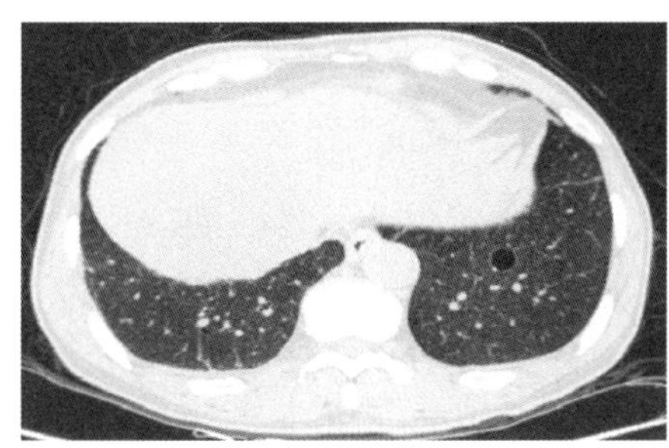
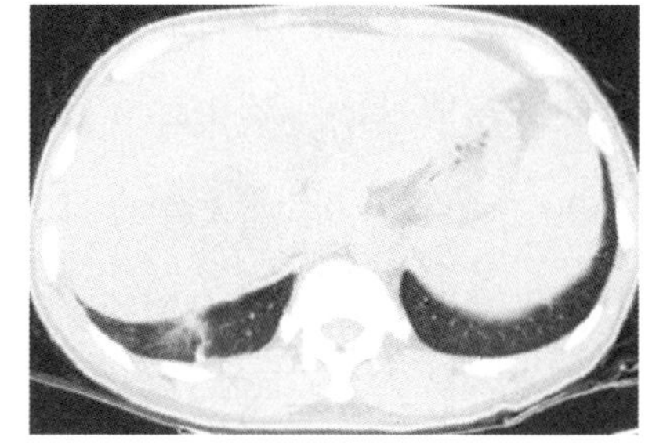

图 2－5 胸部 CT

腹部 B 超（2013 年 9 月 26 日）：肝右后叶 6.0 cm × 6.4 cm 混合回声，边界欠清，规则，其内可见多发低至无回声区，内可见血流信号。肝内混合回声区，建议行进一步 CT 检查。右肾囊肿、胆囊切除术后，脾稍大。

心脏彩超(2013 年 9 月 26 日)：左房增大，二尖瓣、三尖瓣轻度反流。

腹部 B 超（2013 年 10 月 1 日）：肝右叶 5.6 cm × 6.6 cm 混合回声，边界尚清，内未见血流信号。肝内混合回声区，结合病史，

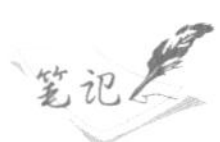

考虑肝脓肿、右肾囊肿、胆囊切除术后、脾稍大。

2013 年 10 月 9 日送血标本到外院查 *STAT3* 基因，存在突变。

【诊断】

根据 2010 年美国最新诊断标准推荐，患者具有 *STAT3* 基因的突变，以及高免疫球蛋白 E 综合征（hyperimmunoglobulin E syndrome，HIES）评分大于 30 分，因此可以诊断为高 IgE 综合征。其中皮肤反复脓肿大于 4 次积 8 分，有记录的肺炎 2 次积 4 分，肺实质有支扩的表现积 6 分，嗜酸性粒细胞绝对值增高积 6 分，特征性面容积 2 分，严重湿疹积 4 分，其他严重感染（腹股沟等处的脓肿）积 4 分，在还没有计算其他积分时，就已经超过 30 分。

【治疗】

患者在当地医院先后给予左氧氟沙星联合万古霉素、左氧氟沙星联合美罗培南、氟康唑联合万古霉素抗感染治疗，效果不佳，遂于 2013 年 9 月 24 日入住我科。入院后 2013 年 9 月 24—29 日给予万古霉素联合拉氧头孢治疗，2013 年 9 月 30 日—10 月 9 日调整为万古霉素联合亚胺培南西司他丁钠联合甲硝唑联合米诺环素治疗，2013 年 10 月 10 日—22 日调整为万古霉素联合先锋美他醇治疗。患者于 2013 年 9 月 30 日在 B 超引导下行穿刺引流，体温逐步下降，并于 2013 年 10 月 18 日左右开始体温逐步恢复正常。

【随访】

患者于 2017 年再次出现腹股沟淋巴结脓肿，入住我科，脓腔穿刺抽液培养后再次回报为金黄色葡萄球菌，同样为敏感菌株，并再次应用利奈唑胺后体温控制好转出院。图 2 -6、图 2 -7 为患者 2017 年右侧腹股沟淋巴结脓肿穿刺前及 2017 年双下肢“盔甲样”皮肤表现。本例患者目前仍在我科门诊随诊。

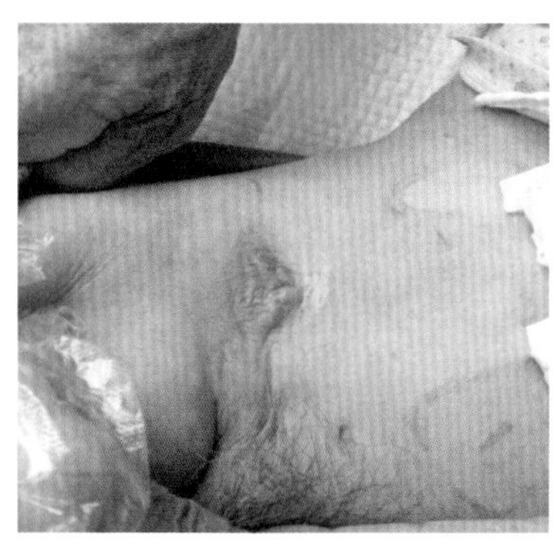

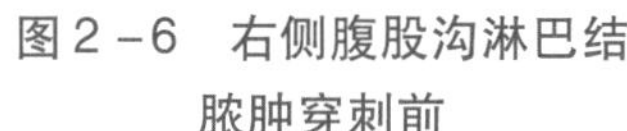
图2-6 右侧腹股沟淋巴结脓肿穿刺前

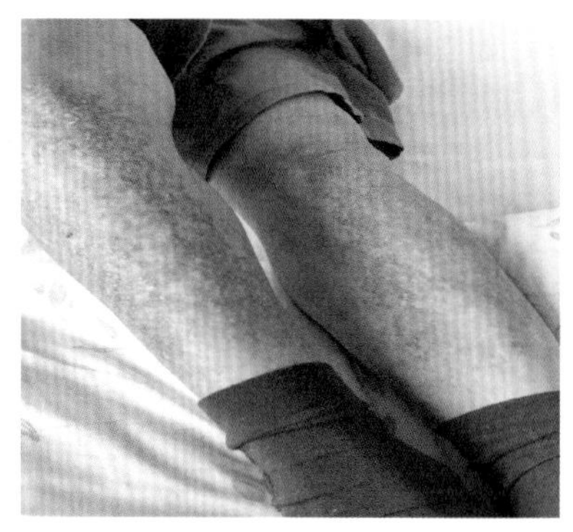

图2-7 双下肢“盔甲样”皮肤表现

病例分析

患者反复出现多部位脓肿，是简单的肝脓肿还是什么？患者的嗜酸性粒细胞增多又与反复出现脓肿有关吗？此外，患者为什么每次都是金黄色葡萄球菌感染？况且又不是耐药菌。根据患者的病例特点，我们高度怀疑高 IgE 综合征。

患者有湿疹样皮炎、反复发生皮肤和肝脏葡萄球菌性脓肿，外周血嗜酸细胞增高，腹股沟淋巴结病理提示嗜酸性粒细胞肉芽肿，大致符合高 IgE 综合征的临床特点。

高 IgE 综合征最初由 Davis Schaller 和 Wedguood 于 1966 年报道，其以慢性皮炎、反复发生葡萄球菌性脓肿和肺炎为特征，当时称为 Job 综合征。1972 年，Buckley 等报道 2 例有相似症状，并且有外周血嗜酸粒细胞增加和血清 IgE 水平升高的病例，将其命名为 Buckley 综合征，后将上述两者统称为高 IgE 综合征。

高 IgE 综合征主要发病机制：信号传导与转录激活因子（signal trans-ducer and activator of transcription 3，STAT3）是 Th17 细胞发育重要的转录因子，其突变使 STAT3 蛋白功能大大降低，阻碍了

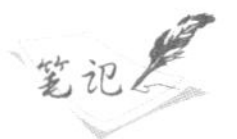

Th17 细胞发育，导致无法分泌抗炎因子 IL-17，从而使患者对金黄色葡萄球菌易感。大多数高 IgE 综合征患者具有常染色体显性遗传的特点，基因定位于染色体 4q 上，部分患者具有常染色体隐性遗传的特点。常染色体显性遗传方式常有牙齿和骨骼的异常，而常染色体隐性遗传方式则表现为严重反复的感染和（或）中枢神经系统症状。临床主要表现为湿疹样皮炎、反复皮肤感染及反复葡萄球菌性脓肿现象。实验室表现为高 IgE、高嗜酸性粒细胞。凡具有典型临床表现者均应考虑 HIES 的可能。血清多克隆 IgE 增高和嗜酸性粒细胞增多为高 IgE 综合征除基因检测外最有力的实验室依据。但 IgE 水平在成人患者中起伏较大，常可正常，因此成人患者 IgE 水平正常不能除外。有综述报道：93% 的患者嗜酸粒细胞高于正常值 2 SD，嗜酸性粒细胞计数和血清 IgE 水平无关（$r = 0.127$，$P > 0.05$）。血清 IgE 增高也见于异位性皮炎，高 IgE 综合征与异位性皮炎的鉴别为前者有严重复发性葡萄球菌性脓肿。随着科技的发展，目前 Th17 细胞计数和 *STAT3* 基因均可被检测，这将成为诊断的有力证据。

表 2 – 1 为 1999 年美国国立卫生研究院基于 19 个临床和实验室指标建立了 HIES 的诊断评分系统，并提出得分 >40 分即可确诊为 HIES，<20 分为疑似病例，<10 分即可排除 HIES 的诊断。但随着目前 Th17 细胞计数和 *STAT3* 基因均可被检测，2010 年美国又推出了新的 HIES 诊断标准：①有可能为 HIES：评分 >30 分；②很可能为 HIES：评分 >30 分；Th17 细胞的减少或缺如；或有明确的家族史；③确诊为 HIES：上述特点加 *STAT3* 基因的显性负效应杂合突变。

治疗方面

1. 一般疗法：①加强护理和营养：提高患者的抵抗力和免疫力。②预防感染：应注意隔离，尽量减少与病原体的接触。

笔记

2. 抗感染疗法：由于吞噬细胞本身的吞噬能力缺陷，机体无

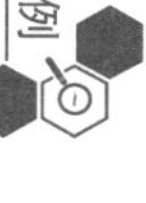

表 2－1 HIES 临床诊断的 NIH 评分系统

临床表现	分值◆									
	0	1	2	3	4	5	6	7	8	10
血清 IgE 最高值（$\times 10^{3}$ IU·L^{-1}△）	<200	200～500			501～1000				1001～2000	>2000
皮肤脓肿	无		1～2		3～4				>4	
肺炎（整个生命过程中发作次数）	无		1		2		3		>3	
肺实质异常	无						支气管扩张		膨胀出	
乳牙脱落延迟	无	1	2		3				>3	
脊柱侧凸，最大弯曲度	<10°		10°～14°		15°～20°				>20°	
轻微创伤造成的骨折	无				1～2				>2	
EOS 计数最高值（$\times 10^{6}$ L^{-1}○）	<700			700～800			>800			
特征性面容	无		轻微			有				
中线异常#	无					有				
新生儿皮疹	无				有					

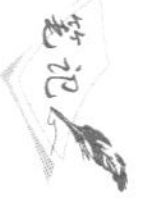

续表

临床表现	分值◆									
	0	1	2	3	4	5	6	7	8	10
湿疹	无	轻	中等		严重					
每年呼吸系统感染	1 ~ 2	3	4 ~ 6		>6					
真菌	无	口腔	指甲		全身					
其他严重感染	无				严重					
致命的感染	无				有					
关节伸展过度	无				有					
淋巴瘤	无				有					
鼻翼增宽▲	<1 SD	1 ~ 2 SD		>2 SD						
高腭弓	无		有							
年龄校正	<5 岁			2 ~ 5 岁		1 ~ 2 岁		>1 岁		

注：◆最右边一栏为每一表现的最高得分；△正常值 $<1.3\times10^5$ IU · L^{-1}；○ 700×10^3 L^{-1} = 1 s，800×10^3 L^{-1} = 2 s，超过正常个体平均值；#如腭裂、舌裂、半椎体和其他脊椎的异常；▲与同龄同性别的对照组比较。

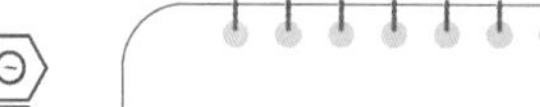

法杀灭感染的细菌，因此一旦发生感染，应针对病原菌选择广谱的杀菌性抗生素进行治疗。磺胺甲噁唑/甲氧苄啶（复方新诺明）对控制慢性肉芽肿病的感染有一定的效果。

3. 免疫替补疗法：①输注粒细胞；②输注新鲜全血；③阿地白介素（IL-2）；④骨髓移植：根本疗法。

流式细胞计数显示本例患者的Th17细胞明显减少。因此，结合本例患者的病史、症状、体征，临床高度符合高IgE综合征。此后我们再次对本例患者进行基因分析比对，发现其*STAT3*基因有3个位点发生了突变，因此我们最终做出了高IgE综合征的诊断。

病例点评

本例患者为61岁男性，务农，主因“反复发作脓肿伴发热30余年，加重1个月”于2013年9月24日收入我院感染内科治疗。既往有嗜酸性粒细胞增多症30余年，曾口服激素治疗，后自行停用，具体不详；慢性湿疹样皮炎30余年，未正规诊治。30年来患者反复发作皮肤及腹股沟区脓肿，近7年来发作了3次肝脓肿，多次腹股沟区脓肿及肝脓肿穿刺培养结果均为金黄色葡萄球菌。多次病理提示嗜中性粒细胞浸润，1次腹股沟淋巴结病理提示嗜酸性粒细胞肉芽肿。肺部有肺大泡表现。同时伴有嗜酸性粒细胞的升高，基因分析Th17细胞显著减少，故诊断为高IgE综合征。

高IgE综合征为先天性免疫缺陷病，成人少见，诊断困难。诊断依靠患者反复发作的金葡菌感染病史、血IgE水平、Th17基因分析等。本例患者因反复感染，完善上述检查确诊。这类疾病反复感染，治疗困难，需完善检查，明确患者免疫功能等，然后确诊。

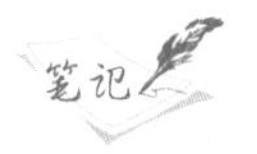

（王　鹤）

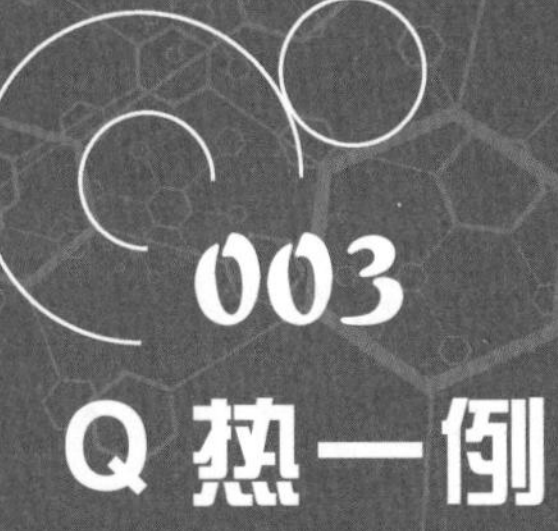

003 Q 热一例

病例介绍

患者，男，48 岁，主因“发热 40 天”于 2007 年 11 月收入院。

既往史：6 岁时患急性肾小球肾炎，已治愈。

患者 40 天前在蒙古国出现右下颌皮肤感染后发热，体温波动在 38～39 ℃，以下午、晚上为主，伴畏寒、寒战，伴咽痛、肌肉及关节疼痛，无咳嗽、咳痰，无胸闷、胸痛，无腹痛、腹泻，无尿频、尿急、尿痛，无皮疹、脱发、口腔溃疡、眼干、光过敏等，发病后第 2 天出现柏油样便，每天 2～3 次，当地医师给予头孢曲松、氨苄西林舒巴坦等抗感染治疗（具体不详），体温无明显下降。于 30 天前回国，就诊于北京某三甲医院，住院查血常规、胸部 CT、腹部超声、胃镜。诊断：发热待查，败血症？胃溃疡。先后给予克

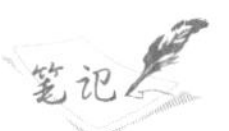

林霉素、左氧氟沙星、去甲万古霉素等抗炎、奥美拉唑抑酸等治疗，体温最高升至 40 ℃。为进一步诊治，以发热待查转入我科。患者自发病以来精神弱、体力差，夜间睡眠尚可，食欲欠佳，小便正常，体重下降 10 kg。

个人史：生于北京，2007 年 4 月至蒙古国从事厨师工作，有生牛、羊肉接触史，2007 年 10 月回国。

【体格检查】

入院查体：T 37.7 ℃，P 88 次/分，R 20 次/分，BP 120/80 mmHg。神清、精神可，贫血貌，巩膜轻度黄染。左颈后可触及 3 个黄豆大小肿大淋巴结，质软，无明显压痛，活动度可。双肺呼吸音清，未闻及干、湿性啰音。心率 88 次/分，律齐，各瓣膜听诊区未闻及病理性杂音及额外心音。腹平软，无压痛、反跳痛，肝肋下未触及，脾大，肋下二横指，无触痛。肝脾区无叩击痛。双肾区叩击痛（-）。肠鸣音 3 次/分。双下肢无水肿。

【实验室及影像学检查】

病程中北京某三甲医院检查

血常规：WBC 10.9 $\times 10^9$/L，GR% 81.5%，HGB 84 g/L，PLT 138 $\times 10^9$/L；ASO 1230 IU/mL，CRP 123 mg/L。

胸部 CT：未见异常。腹部超声：脾大，脾脏多发局灶性病变，感染性病变可能大。胃镜：胃溃疡（A1）。

住我院后相关检查

血常规：WBC 3.53 $\times 10^9$/L，GR% 61.2%，HGB 65 g/L，PLT 116 $\times 10^9$/L，ESR 62 mm/h，CRP 25.4 mg/L。尿、便常规：正常。生化：ALT 21 U/L，AST 33 U/L，ALB 37.9 g/L，T-BIL 18.93 μmol/L，I-BIL 12.88 μmol/L，Cr 73 μmol/L，BUN 2.52 mol/L。心肌酶：阴性。肺炎支原体、肺炎衣原体抗体：阴性。

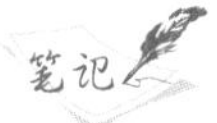

病毒九项：阴性。布氏杆菌虎红试验、凝集试验：阴性。痰找结核菌：未找到抗酸杆菌。痰培养、尿培养：阴性。

血培养：阴性。免疫球蛋白＋补体：阴性。网织红细胞百分比6.3%，血清铁13.50 μmol/L，总铁结合力46.8 μmol/L，未饱和铁结合力33.3 μmol/L，铁蛋白＞1500 ng/mL，叶酸5.33 ng/mL，维生素 B_{12} 575 pg/mL。

胸部X检查：正常。腹部超声：脾大，脾内低回声，倾向良性。

腹部CT：脾大，脾脏多发低密度灶，梗死不除外（图3－1）。

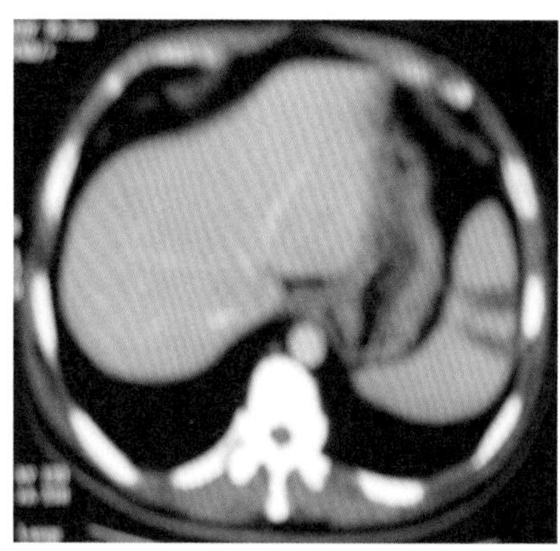
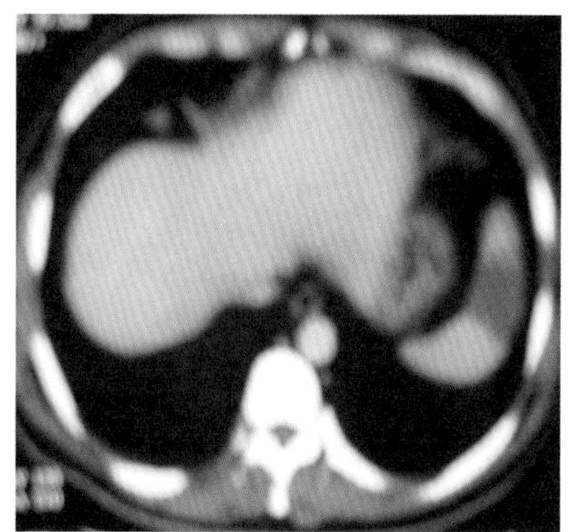

图3－1　腹部CT

超声心动图：EF 0.72，主动脉瓣病变（不除外SBE），主动脉瓣关闭不全（中度），室间隔略厚。

骨髓细胞学检查结果：红系反应性增生，粒系巨核系统成熟障碍，不除外继发性脾功能亢进。骨髓病理：镜下可见脂肪组织占30%，造血组织占70%，三系细胞均可见，粒红比约为1：1，巨核系细胞3～6个/HPF。骨髓培养：阴性。左颈淋巴结针吸涂片：未见特异性病变细胞。

笔记

中国军事医学科学院微生物流行病研究所查的立克次体结果回报：Q 热Ⅱ相抗体 1∶16（阳性），Q 热Ⅰ相抗体 <1∶16（阴性）（图 3－2）；人粒细胞无形体抗体、人单核细胞埃立克体抗体、西伯利亚立克次体斑点热抗体均阴性。

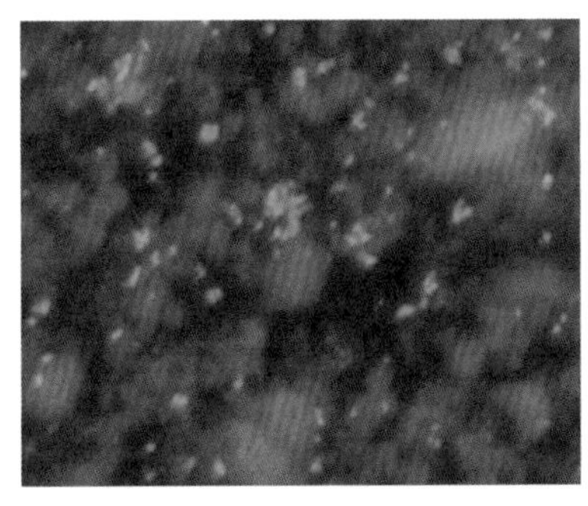

血清 Q 热 IgG 抗体 1∶16

阴性对照

图 3－2 免疫荧光法

【诊断】

初步诊断：发热待查。

最终诊断：Q 热，急性心内膜炎，脾梗死。

【治疗】

给予米诺环素和磷霉素抗感染治疗后第 2 天患者体温就降至正常，未再发热，顺利出院。

病例分析

Q 热（Q fever）是由贝纳柯克斯体（Coxiella burnetii）引起的急性自然疫源性疾病，部分呈慢性。1937 年 Derrick 在澳大利亚的昆士兰（Queensland）被发现并首先被描述，因当时原因不明，故称该病为 Q 热。

家畜是 Q 热的主要传染源，如牛、羊、犬、马等。部分地区家

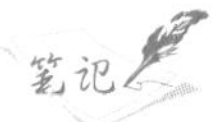

畜的感染率为20%～80%。动物间通过蜱传播，呼吸道传播是人最主要的传播途径，其他还有接触传播、消化道传播。人群普遍易感，多见于男性青壮年。

Q热的临床表现：自限性发热、肺炎、肝炎、慢性Q热。慢性Q热是指急性Q热后病程持续数月或1年以上者，是一种多系统疾病，可出现心包炎、心肌炎、心肺梗死、脑膜脑炎、脊髓炎、间质肾炎等。约2%患者有心内膜炎，表现为长期不规则发热、疲乏、贫血、杵状指、心脏杂音、呼吸困难等。

Q热特异性的实验室检查：补体结合试验、微量凝集试验、免疫荧光及ELISA检测等。

诊断Q热，须将流行病学史、临床表现、血清学检查等相结合。疫区居住史和职业对诊断有重要的参考价值。

多西环素为Q热最有效的治疗药物，成人剂量为每日200 mg，疗程为14天。四环素与氯霉素也有一定的疗效。对于慢性Q热，一般采用联合治疗：多西环素＋利福平，疗程一般为数年。

本病例为48岁男性，主因“发热40天”入院。急性起病，起病时在蒙古国从事厨师工作。发热，伴寒战，体重下降，查体有贫血貌，颈部淋巴结肿大，脾大；辅助检查提示中度贫血、脾梗死、感染性心内膜炎。首先考虑血流感染，但病原菌不好明确。因其从事厨师工作，又在蒙古国起病，有牛羊接触史，首先会考虑布氏杆菌病，但布氏杆菌虎红试验及凝集试验均阴性，血培养及骨髓培养均阴性，可以除外布氏杆菌感染。其次考虑到立克次体感染，最终查Q热IgG抗体阳性，米诺环素治疗有效，也支持Q热的诊断。

笔记

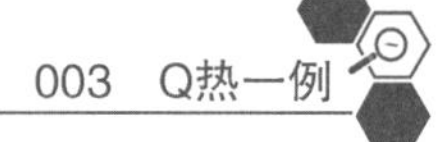

病例点评

不明原因发热的病因中，感染因素占50%~60%，其中，除了常见的结核、病毒、真菌等，特殊病原体感染也不能忽视，因此详细地询问病史，特别是流行病学史尤其重要。另外，特异性的实验室检查方法，可为诊断提供参考。Q热往往会被漏诊、误诊，需要在临床工作中引起重视。目前临床上尚无确诊立克次体感染的病原学金标准，可常规检测血清立克次体抗体，如果检测结果阳性，仍需结合流行病学史、治疗效果进行诊断。

（黄光伟）

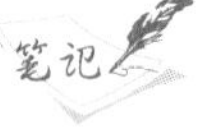

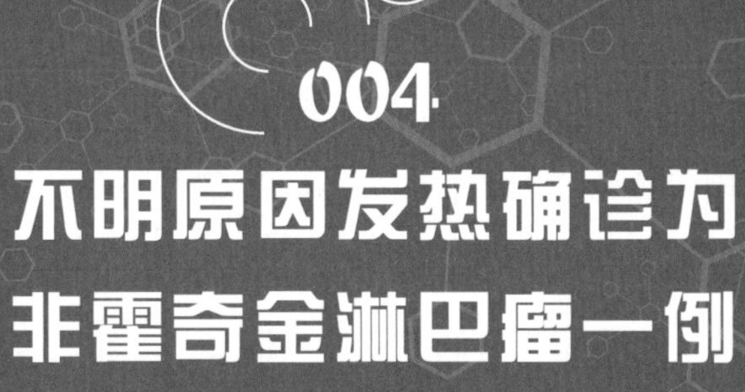

004 不明原因发热确诊为非霍奇金淋巴瘤一例

病例介绍

患者，女，48 岁，主因“间断发热 3 个月”于 2016 年 10 月入院。

既往史：乙型病毒性肝炎携带者 5 年。

患者 3 个月前在“文物博物馆密闭、粉尘较多、炎热的环境下整理文物 1 周”，比较劳累的情况下出现发热，最高体温 40 ℃，以晚上为著，热型不规律，出汗后体温可自行降至正常，伴有畏寒、乏力，无寒战。伴双下肢小腿红色片状皮疹，双侧对称，无瘙痒。伴有双侧腹股沟淋巴结肿大，无明显疼痛。无咳嗽、咳痰，无头痛，无恶心、呕吐，无腹痛、腹泻，无夜间盗汗，未诊治。2 个月前就诊于外院，查血常规及胸、腹部 CT，诊断为“淋巴结肿大待

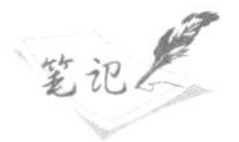

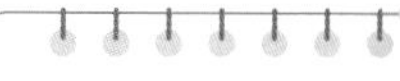

查”，行右侧腹股沟淋巴结切除活检，病理显示淋巴结反应性增生。给予“左氧氟沙星”静脉滴注17天，出院时仍有低热，37～38 ℃。1个半月前就诊于外院，查血常规示CRP 49.2 mg/L、PCT 0.92 ng/mL，结合结核感染T细胞检测、体表淋巴结彩超结果，诊断为“感染性发热，肺部感染，淋巴结肿大”，给予“美洛西林钠舒巴坦钠、莫西沙星”静脉滴注抗感染，出院时体温正常。出院半个月后又出现间断发热，体温波动于37～38 ℃。为求进一步诊治，收入我科。患者自发病以来，体重下降约10 kg。

个人史：出生并久居于江西，文物博物馆工作人员。

【体格检查】

入院查体:T 37.8 ℃,P 96次/分,R 18次/分,BP 110/70 mmHg。神清，精神可。双下肢小腿皮肤可见片状红色皮疹，无瘙痒。左侧腋窝可触及一肿大淋巴结，大小约0.5 cm×1.0 cm。右侧腹股沟区可触及数个小淋巴结，最大约0.5 cm×1.0 cm，质韧，无压痛，活动度好，与周围组织无粘连，局部皮肤无红肿。颈软，无抵抗。双肺呼吸音清。心律齐，未闻及杂音。腹软，无压痛、反跳痛，肝、脾未触及肿大。双下肢未见水肿。

【实验室及影像学检查】

病程中2个月前于外院检查

血常规：WBC 8.5×10^{9}/L，GR% 80.8%，HGB 100 g/L。CRP 139.00 mg/L。

胸-腹部CT：左侧腋窝、腹股沟及腹膜后多发淋巴结，左肺上叶多发小结节，提示炎性病灶。

右侧腹股沟淋巴结切除活检，病理显示淋巴结反应性增生。

病程中半个月前就诊于外院检查

血细胞分析：WBC 6.5×10^{9}/L，HGB 92 g/L。CRP 49.2 mg/L。

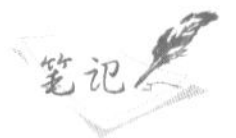

PCT 0.92 ng/mL。

结核感染 T 细胞检测：阳性。

体表淋巴结彩超：双侧腋窝、左颈部、左腹股沟低回声，考虑淋巴结。

住我院后相关检查

血常规 + C 反应蛋白：WBC 7.70 × 10^9/L，GR% 76.7%，HGB 95 g/L，PLT 337 × 10^9/L，CRP 110 mg/L。

降钙素原：0.04 ng/mL。内毒素：阴性。

肺炎支原体抗体：1∶80。肺炎衣原体、军团菌抗体：阴性。

病毒七项：腺病毒 IgM 抗体阳性。CMV-DNA、EBV-DNA、呼吸道病原学 IgM 九联检测：阴性。抗结核抗体：弱阳性。结核感染 T 细胞检测：A12、B12 阴性。

G 试验、GM 实验均为阴性。莱姆病抗体：阴性。肥达试验、外斐反应：阴性。流行性出血热抗体：阴性。布氏杆菌虎红试验：阴性。

3 次血培养均为阴性。骨髓培养：阴性。ESR：119 mm/h。ANA：1∶80，ENA、ANCA 阴性。

类风湿因子、抗链“O”：正常。免疫球蛋白 + 补体：IgG 1620 mg/dL（正常值：700 ~ 1600 mg/dL），其他均正常。

免疫鉴定系列：未见 M 蛋白。血分片：中性分叶核 82%。

铁蛋白：77.30 ng/mL。

骨髓穿刺查骨髓细胞学：骨髓增生活跃，未见特殊细胞。骨髓病理：骨髓造血组织内 T 细胞略增多。女性全套肿瘤标志物均正常。

超声心动图：EF 0.69，各瓣膜无反流及赘生物。

腹部超声：肝大小正常，肝内多发高回声结节，最大直径

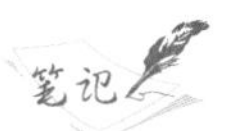

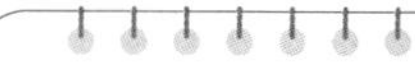

0.8 cm，脾不大。

颈部淋巴结超声：未见肿大淋巴结。

腋窝淋巴结超声：双腋窝多发淋巴结，最大2.0 cm×0.6 cm，结构正常。

腹股沟淋巴结超声：双腹股沟区多发淋巴结；右侧较大者为1.6 cm×0.4 cm，结构正常；左侧最大者为2.6 cm×0.8 cm，结构尚清，内可见较丰富血流。

超声引导下左侧腹股沟淋巴结穿刺活检术，淋巴结病理回报：小淋巴样细胞弥漫浸润（图4－1）。左侧腋窝淋巴结切除活检术，病理回报：淋巴结非霍奇金 ALK 阳性的间变性大细胞淋巴瘤（图4－2）。最终非霍奇金淋巴瘤诊断明确，转血液科化疗治疗。

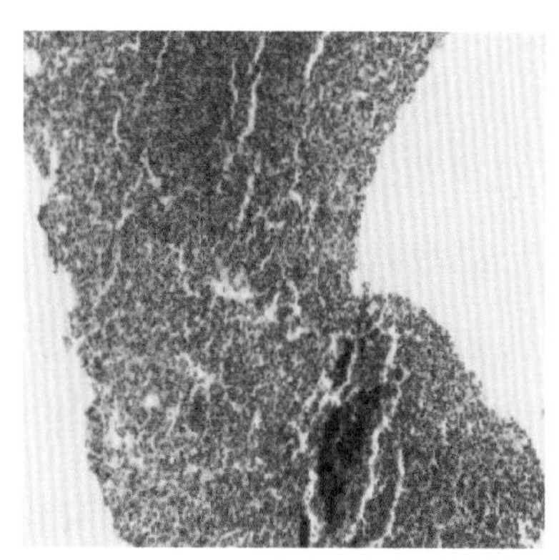

图4－1 左侧腹股沟淋巴结病理

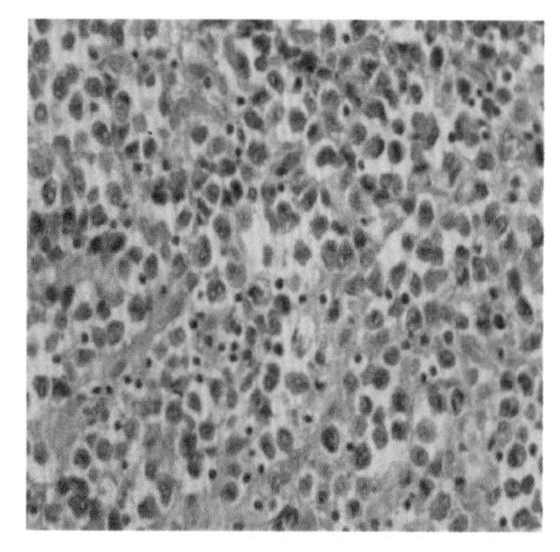

图4－2 左侧腋窝淋巴结病理

【诊断】

初步诊断：不明原因发热。

最终诊断：非霍奇金淋巴瘤。

【治疗】

入院后先后给予左氧氟沙星0.2 g bid 静脉注射＋阿莫西林克拉维酸钾1.2 mg q8h 静脉注射＋利巴韦林0.1 g tid 口服治疗11天，

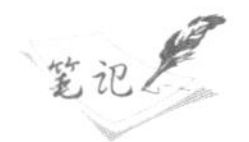

体温波动于37.2～38.5℃，抗感染治疗效果不佳。

为进一步明确诊断，行左侧腋窝淋巴结切除活检术，病理回报：淋巴结非霍奇金ALK阳性的间变性大细胞淋巴瘤（图4－2）。最终明确诊断为非霍奇金淋巴瘤，转血液科化疗治疗。

病例分析

淋巴瘤是起源于淋巴造血系统的恶性肿瘤，主要表现为无痛性淋巴结肿大、肝脾肿大，全身各组织器官均可受累，伴发热、盗汗、消瘦、瘙痒等全身症状。根据瘤细胞分为非霍奇金淋巴瘤（non-Hodgkin lymphoma，NHL）和霍奇金淋巴瘤（Hodgkin lymphoma，HL）两类。HL病理学特征：瘤组织内含有淋巴细胞、嗜酸性粒细胞、浆细胞和特异性的里－斯（Reed-Steinberg）细胞。HL按照病理类型分为结节性富含淋巴细胞型和经典型，后者包括淋巴细胞为主型、结节硬化型、混合细胞型和淋巴细胞消减型。NHL发病率远高于HL，是具有很强异质性的一组独立疾病的总和，病理上主要是分化程度不同的淋巴细胞、组织细胞或网状细胞。根据NHL的自然病程，可以归为三大临床类型：高度侵袭性、侵袭性和惰性淋巴瘤。根据不同的淋巴细胞起源，淋巴瘤可以分为B细胞、T细胞和NK细胞淋巴瘤，其临床表现多样，虽然可以有慢性、进行性、无痛性淋巴结肿大，但也可以表现为其他系统受累或全身症状。临床上怀疑淋巴瘤时，可以做淋巴结或其他受累组织或器官的病理切片检查（活检）以确诊。

本例患者为48岁女性，主因“间断发热3个月”入院。发热伴浅表淋巴结肿大，抗感染效果不佳，风湿免疫性疾病不支持，需要高度怀疑淋巴瘤，但淋巴瘤的临床表现多样，确诊需要病理阳性

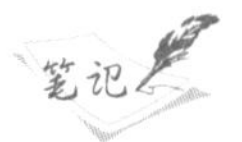

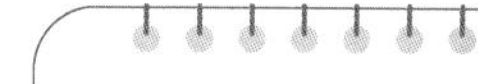

结果，前两次腹股沟淋巴结穿刺活检病理均未诊断出淋巴瘤，最后腋窝淋巴结切除活检，才明确诊断为非霍奇金淋巴瘤。

病例点评

血液系统疾病，特别是淋巴瘤，在不明原因发热的病例中占10% ~20% 。不明原因发热的患者，当感染病灶、病原菌不明确、风湿免疫指标无异常时，就需要考虑血液系统疾病，特别是淋巴瘤。淋巴瘤的确诊，活检取材是关键。本例患者一共取了 3 次淋巴结行病理检查，才最终明确诊断。超声引导下穿刺活检术，虽有微创、便利、费用低等优点，但也存在所获组织体积小、病理诊断难度大、漏诊率高的缺点，因此对于临床高度怀疑淋巴瘤的患者，多部位切除活检病变组织能有效提高病理的阳性率。

（黄光伟）

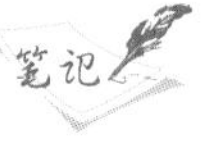

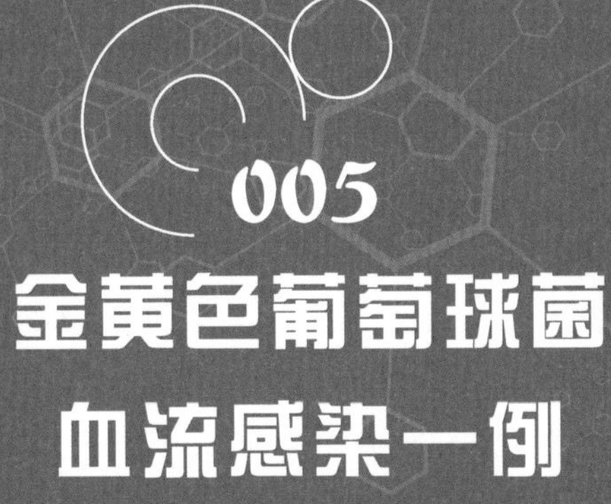

005 金黄色葡萄球菌血流感染一例

病例介绍

患者，女，37 岁，主因“右侧腰骶部疼痛 12 天，发热伴右下肢肿胀 1 天”于 2017 年 2 月收入院。

既往史：既往体健。

患者 12 天前因“腰椎间盘突出，腰疼”行针灸治疗，约 40 分钟后出现右侧腰骶部疼痛，行走后加重，行走时呈跛行，伴右侧腰部按压痛，不伴发热、局部发红、右下肢放射痛等，无其他关节疼痛等，未诊治。5 天前上述部位疼痛程度明显加重，压痛明显，且范围扩大至右侧大腿根部，需架拐行走，卧床后不能翻身、抬腿，伴疼痛部位发红、肿胀，无明显皮温升高，于外院局部拔罐、针灸及电疗后无明显好转，遂自服洛索洛芬钠 3 ~ 7 片/天，稍缓解。1 天前出

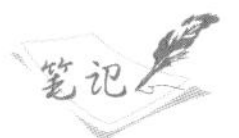

现持续发热（最高体温40 ℃），伴咳嗽，咳少量白痰，就诊于我院急诊科。

【体格检查】

体温40 ℃，心肺腹(－)，右下肢轻度肿胀，右侧大腿根部压痛明显，无局部皮肤发红。

【实验室及影像学检查】

血常规：WBC 14.13 × 10^9/L，GR% 95.5%，HGB 130 g/L，PLT 227 × 10^9/L。CRP > 160 mg/L。

降钙素原：2.83 ng/mL。

血培养：甲氧西林敏感金黄色葡萄球菌（methicillin sensitive staphy lococcus aureus，MSSA）。

肺炎支原体、肺炎衣原体、军团菌抗体、病毒七项、CMV－DNA、EBV－DNA、抗结核抗体、结核感染T细胞检测、G试验均为阴性。

ANA 1∶80；ENA、ANCA、抗心磷脂抗体、类风湿因子、抗链“O”、免疫球蛋白＋补体均为阴性。T细胞亚群：正常。

血气分析：pH 7.48，PO_2 64.8 mmHg，PCO_2 26.3 mmHg。凝血分析：D－Dimer 9.7 mg/L。

胸部CT（图5－1，图5－2）：双肺多发类圆形病变，考虑感染、左下肺动脉栓塞。

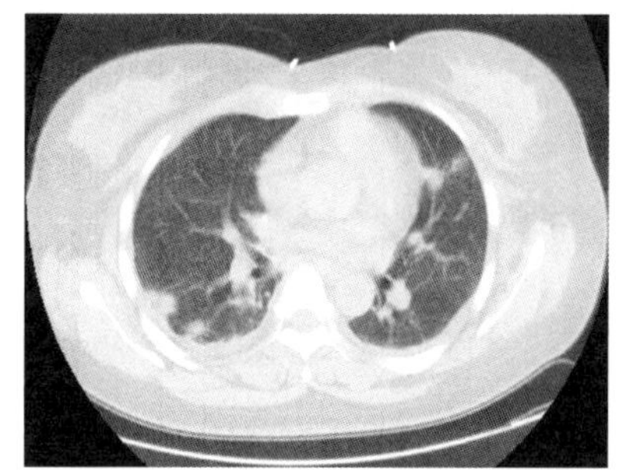

图5－1 胸部CT：双肺多发圆形病灶

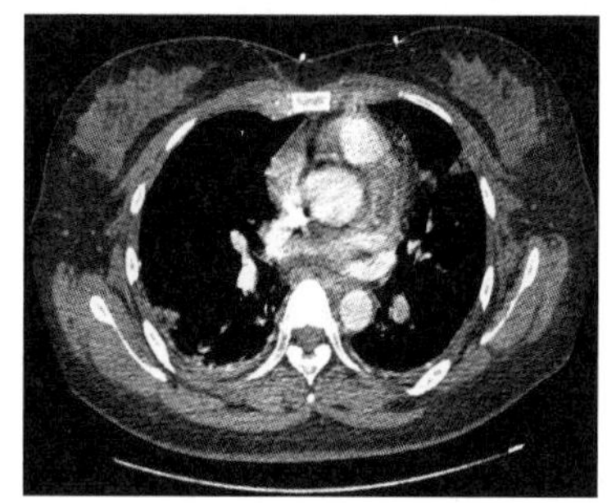

图5－2 胸部CT：左下肺动脉栓塞

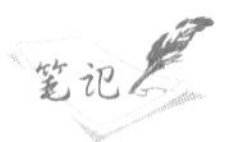

双下肢静脉超声：右下肢股总静脉血栓形成。

髋关节核磁：右侧股骨头及股骨近段炎性改变，右侧大腿近端软组织感染。

【诊断】

初步诊断：金黄色葡萄球菌血症，骨髓炎可能性大，右髂关节软组织感染，双肺炎，双侧髋关节积液，肝功能异常，血脂代谢异常，高血压2级，腰椎间盘突出，颈椎病。

最终诊断：金黄色葡萄球菌血症，双肺炎、肺脓肿，右髋关节软组织感染，骨髓感染？急性肺栓塞，右下肢血栓形成。

【治疗经过】

在重症监护室开始给予亚胺培南西司他丁钠0.5 g q8h + 去甲万古霉素0.8 g q12h 联合抗感染治疗1周，体温未下降，血培养未转阴，复查胸部CT肺内病变较前加重（图5 -3）。

改用利奈唑胺0.6 mg q12h + 达托霉素0.5 g qd 抗感染治疗，体温逐步降至正常，血培养转阴，转至我科。利奈唑胺 + 达托霉素疗程达到6周后改为克林霉素静脉注射2周，复查胸部CT肺炎明显吸收（图5 -4）。右髋关节软组织感染，骨髓感染也明显好转，肺栓塞消失，予以出院。

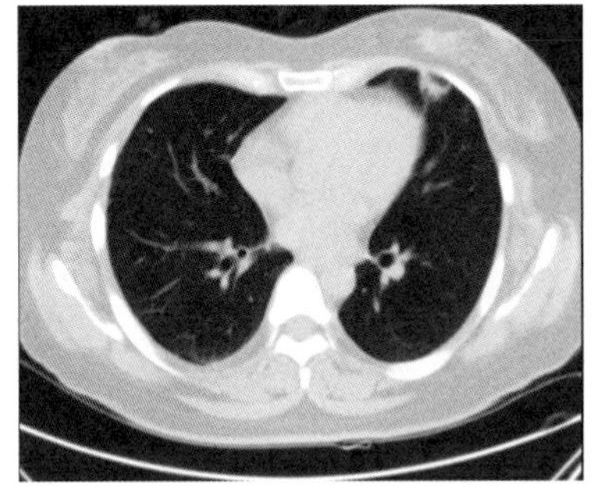

图5 -3　胸部CT
（2017年3月17日）：双肺炎性病变

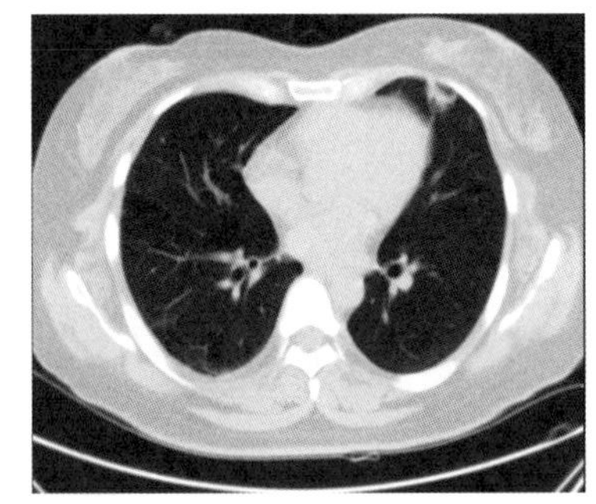

图5 -4　胸部CT
（2017年3月30日）：双肺病变

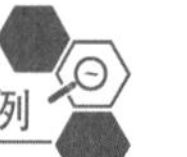

病例分析

葡萄球菌感染是临床常见的感染性疾病。根据生化反应和产生色素不同，葡萄球菌可分为 32 种，常见的是金黄色葡萄球菌、表皮葡萄球菌和腐生葡萄球菌 3 种。其中金黄色葡萄球菌多为致病菌，表皮葡萄球菌偶尔致病，腐生葡萄球菌致病性较弱。葡萄球菌感染既可是自身感染，也可以是由医护、陪护人员传播的外源交叉感染。继青霉素耐药后，1961 年在英国首次发现耐甲氧西林金黄色葡萄球菌（methicillin resistant staphylococcus aureus，MRSA）。

发病机制：感染造成的病理损害主要是化脓性炎症，根据所造成的不同部位的感染性疾病而有所不同，轻则导致皮肤损害、化脓和软组织脓肿形成，也可以造成组织器官局部炎症、坏死、粘连和脓肿等。局部病灶中的葡萄球菌进入血流造成菌血症，细菌随之播种到其他器官组织，最易引起原发灶以外迁徙病灶或脓肿。局部的或全身性感染的严重炎症都可导致全身性炎症反应综合征。伴严重全身症状的化脓性病灶甚至继发迁徙病灶的一类感染称为脓毒血症。

金黄色葡萄球菌致病性最强，主要与其产生各种毒素、生物酶及某些细菌抗原有关。

临床表现：金黄色葡萄球菌是临床化脓性感染常见分离菌。轻症患者多表现为皮肤、软组织感染，但可由此播散到身体其他部位，甚至继发病情严重、危及生命的败血症、心内膜炎、肺炎、脑膜炎等。此外，尚可引起尿路感染、骨髓炎、关节炎、食物中毒、肠炎、肝脓肿、脑脓肿、肾实质脓肿、肾周脓肿、脾脓肿、异物相关感染等，偶可引起中毒性休克综合征。

诊断：葡萄球菌感染时，白细胞一般均增高，中性粒细胞增

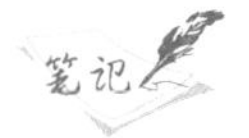

多。涂片和血培养：可取病变局部分泌物、排泄物、脓液、痰、脑脊液等标本做涂片革兰氏染色镜检和培养找细菌。血、骨髓细菌培养查病菌是确诊的重要依据。

治疗：当前治疗葡萄球菌感染的经验用药为青霉素类、头孢唑林、万古霉素、克林霉素。骨髓炎治疗的总体原则是及早清除坏死骨组织，可应用万古霉素治疗 4 ~6 周。耐甲氧西林葡萄球菌感染的治疗药物有万古霉素、替考拉宁、达托霉素、利奈唑胺、奎奴丁达福普。磷霉素、利福平、夫西地酸只能作为前面药物的联合用药，单用疗效不佳。不伴发热的脓肿且免疫健全的感染者可应用磺胺甲噁唑、多西环素治疗。伴发热的单发或多发脓肿：门诊积极进行切开引流，同时进行脓液或血液培养，加用利福平、利奈唑胺治疗。左氧氟沙星或莫西沙星敏感，也可选用。

葡萄球菌是医院感染常见病原菌，是重点预防对象。加强消毒制度，如医护人员检查患者前后要严格洗手消毒，有条件者应用一次性口罩、帽子、手套，医疗用品要固定，以防院内交叉感染。由于 MRSA 感染的后果严重，除上述一般性预防措施外，必须加强对 MRSA 医院感染的预防。

本例患者为 37 岁女性，主因“右侧腰骶部疼痛 12 天，发热伴右下肢肿胀 1 天”入院。因“针灸”出现髋关节部位的皮肤软组织感染，后出现血流感染及肺脓肿、骨髓炎。血培养为 MSSA，因此病原菌是明确的，也是皮肤软组织感染的常见菌，最后经利奈唑胺联合达托霉素抗感染治疗，血培养转阴，肺炎吸收，局部皮肤软组织感染、骨髓炎明显好转。

病例点评

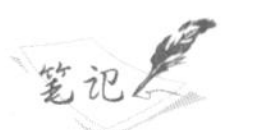

本病例属于皮肤破损后引起的导入性感染，由局部皮肤软组织

感染迁延至血流感染、多部位感染。明确病原菌是诊治的关键，因此多部位的标本培养，特别是血培养，尤其重要。本例患者血培养为 MSSA，是敏感菌，但初始治疗予以去甲万古霉素，虽然敏感，但是治疗效果不佳，考虑可能与去甲万古霉素血药浓度不够，特别是在组织、骨髓中的浓度不够有关。利奈唑胺、达托霉素都对金黄色葡萄球菌有效。利奈唑胺的优势是在组织中浓度高，特别是在肺内；达托霉素主要治疗金黄色葡萄球菌的血流感染，利奈唑胺与达托霉素合用，有互补和增强的作用。

（黄光伟）

笔记

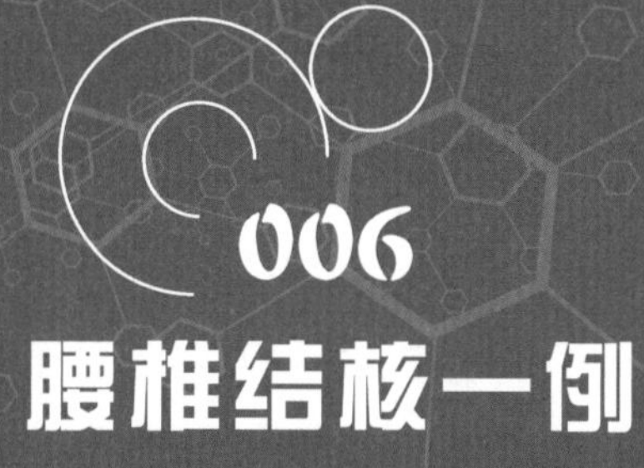

006 腰椎结核一例

病例介绍

患者，男，65 岁，某煤矿矿工，已婚。主因：间断发热伴腰痛半月余，于 2015 年 4 月收入院。

既往史：6 年前曾患“脑梗死”，未遗留肢体障碍。煤矿井下工作 20 余年。5 年前确诊“Ⅱ期矽肺，慢性阻塞性肺病”。5 年前行“左下肺肉芽肿切除”。

患者半月余前无明显诱因出现腰部疼痛，伴有轻度活动不利，未予特殊诊治。后患者无明显诱因出现发热，最高体温 40 ℃，伴畏寒、寒战，夜间发热为著，伴盗汗，伴恶心、呕吐 1 次，为胃内容物，发热时腰椎关节疼痛加重，小便色黄，自服安乃近后体温可降至正常。随后就诊于外院急诊行血常规，CRP > 128. 26 mg/L，

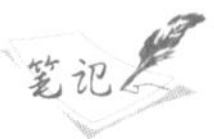

PCT < 0.05 ng/mL。立位腹平片：部分肠管积气伴右下腹可疑小气液平平面形成。胸部 CT 平扫：尘肺样改变合并尘肺融合性形成，肺内多发炎症，部分为慢性。考虑为发热原因待查、肠梗阻、尘肺。给予“莫西沙星、头孢噻肟钠舒巴坦钠”抗炎，“喜炎平”清热解毒等补液、对症支持治疗。患者仍有发热，体温波动在 36.5 ~ 40.0 ℃，伴有畏寒及寒战，腰痛缓解不明显。随后收入外院骨科，腰椎 CT 检查：L2、L3 椎体向后滑脱，腰椎退行性变，L1 及 L2 椎体轻度锲形变，L3 ~ L4、L4 ~ L5 及 L5 ~ S1 腰椎间盘突出，部分神经根受压。给予“胸腺五肽”调节免疫及补液对症等支持治疗。患者腰痛症状较前稍减轻，仍有发热，最高体温 39.7 ℃，症状同前。后出院就诊于我院门诊，为求进一步治疗收入我科。

个人史及生育史无特殊。

【体格检查】

入院查体：T 37.2 ℃，P 82 次/分，R 18 次/分，BP 130/70 mmHg。神志清楚，精神可，右肺呼吸音粗，左下肺可闻及少量湿性啰音。心率 82 次/分，律齐，各瓣膜听诊区未闻及病理性杂音及心包摩擦音。腹平软，无压痛、反跳痛及肌紧张，肝脾肋下均未触及，墨菲征阴性，输尿管压痛阴性，肝、脾、肾区叩击痛阴性，移动性浊音阴性，肠鸣音 4 次/分。腰椎活动明显受限，椎体直接、间接叩击痛（-）。双下肢无水肿。

【实验室及影像学检查】

其他医院检查

血常规：WBC 5.5×10^9/L，GR% 66.70%。

我院相关检查

血常规：WBC 3.8×10^9/L，GR% 73.5%，HGB 119 g/L，PLT 292×10^9/L，CRP 47 mg/L。

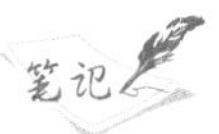

生化：ALT 28 U/L, AST 27.0 U/L, K 3.02 mmol/L, Cr 45.0 μmol/L, TnI(–)，CK/CK-MB(–)。

血气分析：大致正常。

PCT（4 次）：<0.05 ng/mL。铁蛋白：618.3 ng/mL。

病原学检查：肺炎支原体抗体(–)，肺炎衣原体抗体(–)，军团菌抗体(–)，呼吸道病原学 IgM 九联检测(–)，病毒七项(–)，CMV – DNA(–)，G 试验(–)。ESR 50 ~ 75 mm/h。抗结核抗体：(–)。结核感染 T 细胞检测：A 80，B 12。痰涂片找细菌（3 次）：阴性。痰培养（1 次）：正常菌群。尿培养（2 次）：阴性。血培养（8 次）：阴性。ANA、ENA、ANCA、HLA – B27、布氏杆菌虎红试验、抗莱姆病抗体、流行性出血热抗体、肥达试验、外斐反应、肿瘤标志物均阴性。

胸部正位片：双肺纹理增粗、增多，双肺多发斑片、条索、结节影，双侧肋膈角变钝，心影饱满，心影及右膈未见明显异常。下段一胸椎楔形变。

胸部 CT：双肺炎症，左下肺可见占位性病灶，纵隔窗可见该占位性病灶内有多发钙化点，双肺均可见多发斑片、条索、结节影。

支气管镜：支气管镜经口进入，见声门活动尚好，气管通畅，黏膜完整，未见瘘口，隆突尚锐利；双侧支气管黏膜轻度增厚，支气管内可见黏性分泌物，双侧各叶段支气管内膜广泛污苔样炭末沉着，右上叶及左上叶尖后段开口扭曲变形，余未见明显异常，未见新生物，未见出血。右上叶尖后段灌入生理盐水 90 mL，回收浑浊液体约 45 mL，分送细胞学、找结核菌、细菌培养等检查。右上叶尖后段远端刷检，近端黏膜活检。支气管内膜陈旧病变可能、气管支气管炎症。

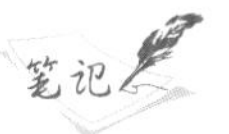

气管镜病理回报：（支气管镜）针尖－粟粒样大被覆假复层纤毛柱状上皮之黏膜组织3块，少量淋巴细胞浸润。

气管镜刷片未见恶性细胞。

骨髓穿刺回报：涂片未见异常。组织病理：骨穿组织一条，长0.5 cm，直径0.2 cm。镜下造血组织约占50%，脂肪组织约占50%，三系细胞可见，巨核细胞2～6个/HPF。免疫组化：MPO部分细胞(＋)，CD235部分细胞(＋)，CD61散在(＋)，CD20散在少量细胞(＋)，CD3散在及小灶细胞(＋)。诊断：骨髓组织中T淋巴细胞略增多，请结合临床。

腰椎X线检查：腰椎退行性改变。腰3椎体轻度向后滑脱。T11～L3椎体楔形变，需结合临床相关检查，建议复查。

腰椎MRI（图6－1）：①L1与L2椎体、附件及椎旁、L1～L2椎间盘异常信号，感染性病变可能大（结核?），需结合临床；②腰椎及椎间盘退行性变，L2～L3椎间盘信号异常，炎性改变？③L2～L3、L3～L4、L4～L5及L5～S1椎间盘突出；④T10～T12椎体变扁，需结合临床。考虑T10、T11椎体血管瘤可能大。

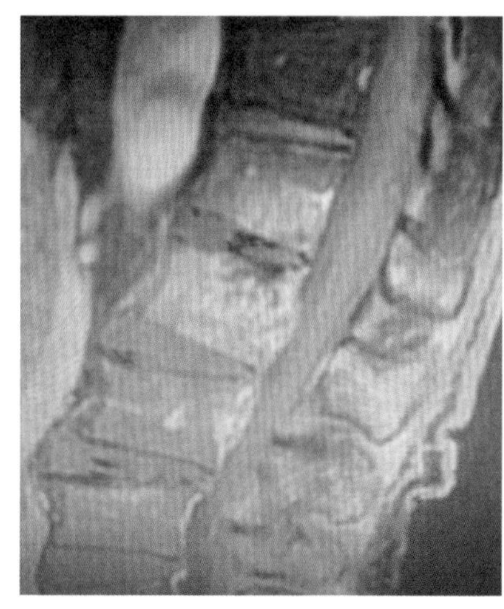

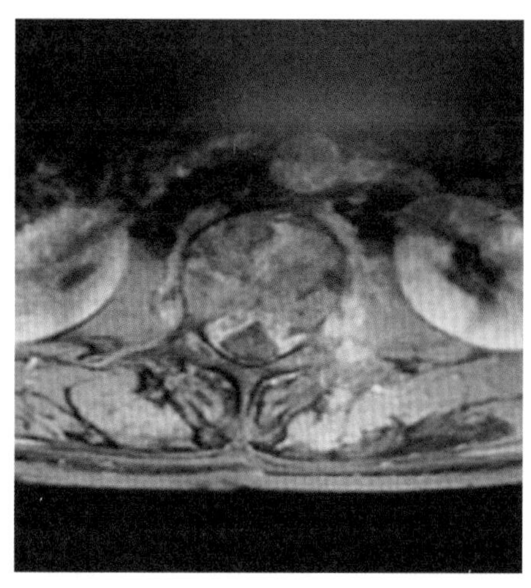

图6－1　腰椎MRI

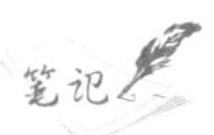

全身骨扫描：①全身骨显像提示 L2 椎体骨代谢异常，建议进一步检查；②余部位诸骨未见明显骨代谢异常灶。

单光子发射计算机断层成像（SPECT）可见：①双肺多发斑片状轻度葡萄糖代谢增高灶，首先考虑炎性改变，建议治疗后复查；②上端腰椎水平葡萄糖代谢异常，建议结合临床进一步检查明确；③余胸腹部显像未见明显恶性病变征象。

腰椎活检：（L2）穿刺组织一条（长 0.3 cm，直径 0.2 cm）。镜检：少量骨组织内见干酪样坏死及朗格汉样巨细胞。免疫组化：CD68 及 CD163（部分 +），S－100（－），CD1a（－），CD123（散在 +），CK－H（－），CK－L（－）。抗酸染色未见明确结核杆菌。病变符合结核杆菌感染，请结合临床除外结核杆菌感染。最终诊断：腰椎结核，给予规范抗结核治疗并联合骨科治疗后，患者最终康复痊愈。

【诊断】

入院诊断：发热原因待查，肺部感染，结核病？腰痛原因待查，矽肺，慢性阻塞性肺疾病，陈旧性脑梗死，左下肺肉芽肿切除。

最终诊断：腰椎结核。

【治疗】

规范抗结核治疗并联合骨科治疗后，患者最终康复痊愈。

病例分析

骨结核病包括脊柱炎（Pott 病）、关节炎和骨髓炎。在已发表的脊柱结核病系列研究中，确诊脊柱结核病时还伴有活动性肺结核病的可能性差异很大，其中最大型的一项研究纳入了近 700 例患者，其报道的发病率最低（2.7%）。其他骨结核病和关节结核病患

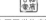

者中可能也存在这种差异，但相关病例系列研究的样本量太小，无法提供可靠数据。几乎所有骨骼都能感染结核分枝杆菌。不常受累的骨骼（如舌骨或指/趾骨）感染或有多个骨病灶时，诊断可能会延误。

腰椎结核患者和腰椎其他疾病的患者均可表现为不同程度的乏力、发热、盗汗、腰痛，可伴有下肢放射痛、腰椎活动受限。因此，临床表现的非特异性是需要关注的，不能仅仅凭借是否有结核中毒症状就确定或排除相关诊断。

从影像学上看，骨结核的骨质破坏存在一定的特异性，但不能作为临床诊断标准。结核病灶分布于胸腰段，腰椎则以 L1 ~ L2 发病率最高，以椎体和椎间盘骨破坏为主并有死骨形成，椎旁脓肿和骨质疏松变化比较常见。脊椎结核病灶常常呈"跳跃性"，椎体及椎间盘破坏，有薄而光滑强化的脓肿壁及界限清楚脊柱旁的异常信号，结核感染时主要引起松质骨的破坏。由于骨质破坏和脊柱承重的关系，椎体往往发生塌陷变扁或呈楔形。而患者的间盘或软骨终板被破坏，嵌入椎体致椎间隙变窄，后期在影像上可以看到相邻椎体融合，这是诊断脊椎结核的重要依据。结核病的骨质破坏中死骨的发生率相比其他疾病导致的死骨出现要略高，甚至如果出现类似于满天星一样的死骨渣散落在病灶图像中时，结核的概率会非常之大。此外，有文献指出，影像学异常通常首先出现于椎体前部，包括终板脱矿质和骨边界不清。随后邻近的椎体受累，有时可出现椎旁脓肿。相邻椎体受累很常见，但是多个非相邻脊柱节段的结核病并不常见。随着感染进展，椎间隙逐渐消失，伴随前部楔形变和成角。反应性硬化性改变呈局限性，其余椎骨结构通常不受累。

但是影像学毕竟有其局限性，最终诊断还是依靠病理结果，病理结果是诊断骨结核的金标准。除使用病理染色外，感染组织还可以进行镜检和培养，可通过针吸活检和（或）活检获得组织样本。

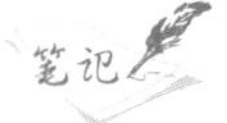

有条件的地区可使用 CT 引导，或者借助外科手段获得组织。此外，特殊情况下，结核性关节炎可通过滑膜活检确诊。需要注意的是，很多时候患者可能会出现一个或多个引流窦道，此时临床医师可培养排出物，但部分患者的培养结果可能会显示定植细菌或真菌生长，这会使医师误以为这是致病病原体，从而忽略了结核感染，因此在采用引流窦道分泌物培养时，要注意鉴别，但一旦培养出结核分枝杆菌时，要高度警惕结核感染的存在。

治疗方面：骨结核病的治疗包含抗微生物疗法（抗结核治疗），特殊情况下要行手术治疗。骨骼肌肉结核病的最佳疗程还不确定。使用一线药物时，一般治疗 6 ~ 9 个月即可。若治疗方案中不含利福平和（或）患者存在广泛性或晚期病变，尤其是难以评估疗效的时候，应延长疗程（9 ~ 12 个月）。出现下列的情况时，首先要考虑手术方案：存在脊柱结核病和严重神经功能损害；存在脊柱结核病，且神经功能损害在接受适当治疗后仍然进行性加重；存在脊柱结核病，且就诊时脊柱后凸 >40°；有胸壁冷脓肿。

目前有学者认为，如果在没有外科手术指征时，通常内科保守治疗可以获得非常满意的效果，即使感染的病灶已经很重，甚至轻度 - 中度压迫脊髓。印度的一项回顾性研究通过 70 例胸椎结核病成年患者发现，经单纯内科治疗后，69 例患者治愈（平均随访时间为 40 个月）。排除标准包括严重神经功能损害、神经功能损害在接受抗结核治疗的同时逐渐加重，以及就诊时脊柱后凸大于 40°。44 例患者在就诊时有脓肿（其中 21 例为硬膜外脓肿），7 例患者在就诊时有脊髓压迫征象。因此，在没有严重的神经损害及脊柱后凸表现时，患者通常是不需要常规实施手术的。

本例患者为 65 岁男性，既往脑梗死病史。本次主因“间断发热伴腰痛半个月”入院，最高体温 40 ℃，伴畏寒、寒战、盗汗，曾恶心、呕吐 1 次，病程中查胸部 CT 示尘肺样改变，腰椎 CT 提示

笔记

腰椎间盘突出，部分神经根受压。入院查体：左肺湿性啰音(+)，腰椎活动受限，直接、间接叩痛阴性。血常规：WBC 不升高，GR% 73.5%，CRP 47 mg/L。结核感染 T 细胞检测：A 80（A 阳性），HLA－B27 阴性。腰椎核磁：感染病灶可能性大，结核？SPECT：①双肺多发斑片状轻度葡萄糖代谢增高灶，首先考虑炎性改变，建议治疗后复查；②上端腰椎水平葡萄糖代谢异常，建议结合临床进一步检查明确；③余胸腹部显像未见明显恶性病变征象。故诊断为腰椎结核，给予抗结核药物治疗和骨科治疗后，患者痊愈。

腰椎椎骨穿刺病理：（腰椎）穿刺组织一条（长 0.3 cm，直径 0.2 cm）。镜检：少量骨组织内见干酪样坏死及朗格罕样巨细胞。免疫组化：CD68 及 CD163(部分+)，S－100(－)，CD1a(－)，CD123(散在+)，CK－H(－)，CK－1(－)。抗酸染色未见明确结核杆菌。病变符合结核杆菌感染改变，需结合临床。

病例点评

诊断骨结核病的最大难点是医师很难意识到该病，尤其是大多数病例都没有活动性胸部病灶证据。此外，骨骼和关节的结核病进展缓慢，常常导致诊断延迟。临床诊断线索通常来自病史，应询问患者来自哪个国家，以及有无已知或可能的结核分枝杆菌接触史。骨结核病的诊断方法是对感染组织进行镜检和培养，可通过针吸活检和（或）活检取得组织样本，有条件的地区可使用 CT 引导，从而得到病理。因此，临床医师应当在头脑中时刻警惕该病，才是不易漏诊、误诊的重要前提。

（王　鹤）

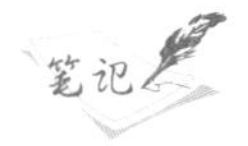

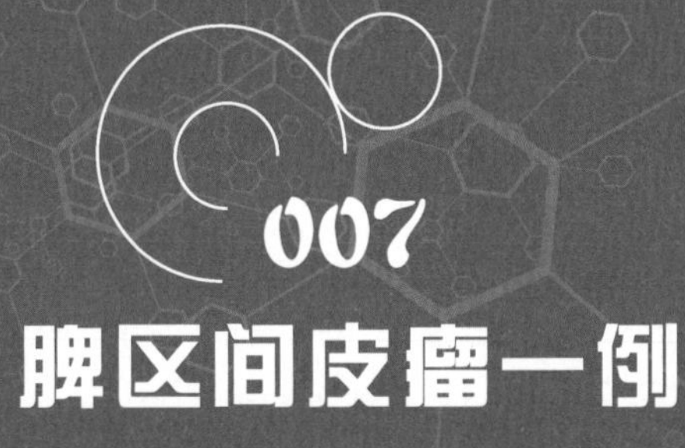

007 脾区间皮瘤一例

病例介绍

患者，女，63 岁，主因“反复发热 2 个月”于 2015 年 9 月 29 日收入我科。

既往史：结肠癌术后 8 年，手术切除结肠、脾脏、部分胰腺、部分胃，术后未行放化疗，定期复查结肠镜，无结肠癌复发。

2015 年 7 月前无明显诱因出现发热，体温最高 39 ℃，以下午为著，有畏寒，偶伴有寒战，无咳嗽、咳痰，无腹痛、腹泻，无尿频、尿急、尿痛，无关节、肌肉疼痛，无皮疹，在外院行抗感染治疗后效果不佳。

【体格检查】

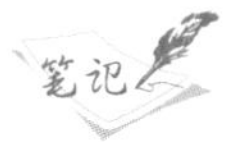

无特殊阳性体征。

【实验室及影像学检查】

入院后查血常规：WBC 16.16 × 10^9/L，GR 10.82 × 10^9/L，HBG 86 g/L，PLT 499 × 10^9/L，CRP > 160 mg/L。

ESR 81 mm/h。PCT 0.16 ng/mL。

EBV – DNA、CMV – DNA 均阴性。

血培养（需氧 + 厌氧）：阴性。真菌1，3-β-D-葡聚糖检测：阴性。ANA、ENA、ANCA 阴性。癌胚抗原、甲胎蛋白、血清 CA199、血清 CA125 均阴性。

胸部 CT：两肺多发磨玻璃密度、索条及小结节，考虑炎症。

超声心动图：未见异常。

腹部 CT（图 7 – 1）：脾区软组织肿块，性质待定。SPECT（图 7 – 2）：胸腹部显像提示脾脏区葡萄糖异常浓聚灶，考虑为恶性病变。骨扫描：全身骨显像未见骨转移灶。遂在超声引导下行脾区病灶穿刺活检术。脾区穿刺病理结果：少许条索状梭形细胞肿物，结合形态特征及免疫组化染色，考虑恶性间皮瘤。

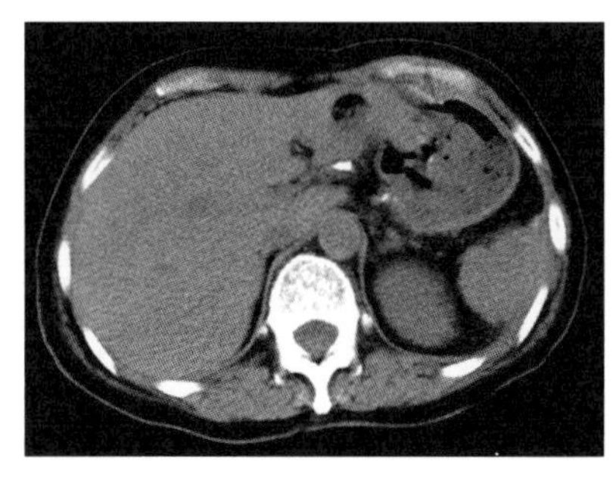

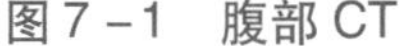

图 7 – 1 腹部 CT

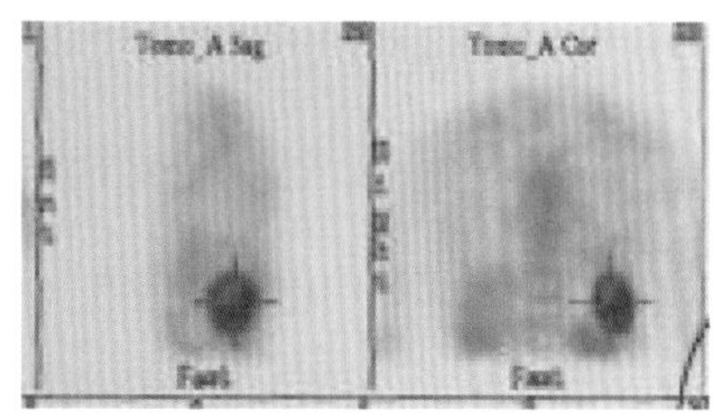

图 7 – 2 SPECT

【诊断】

恶性间皮瘤。

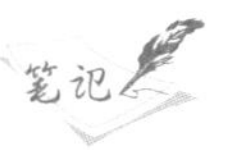

【治疗】

患者出院到其他医院进一步治疗。

病例分析

间皮瘤有两种：①胸膜间皮瘤是胸膜原发肿瘤，有局限型（多为良性）和弥漫型（都是恶性）之分。其中弥漫型恶性间皮瘤是胸部预后最坏的肿瘤之一。大多数患者为 40 ~ 70 岁，男性多于女性。②腹膜间皮瘤是指原发于腹膜间皮细胞的肿瘤。临床表现不具有特征性，常见的症状和体征有腹痛、腹水、腹胀及腹部包块等。腹膜间皮瘤约占所有间皮瘤病例的 20%，可发生于 2 ~ 92 岁，平均年龄为 54 岁，其中约 63% 的病例在 45 ~ 64 岁，儿童患病者罕见。

胸膜间皮瘤的首发症状以胸痛、咳嗽和气短最为常见，也有以发热、出汗或关节痛为主诉症状者。约一半以上的患者有大量胸腔积液伴严重气短。无大量胸腔积液者胸痛常较为剧烈，体重减轻常见。胸部 X 线检查示胸膜腔积液，同时肺被肿瘤组织包裹等，晚期病例可有心包渗液引起的心影扩大及软组织影和肋骨破坏等。对于可疑恶性胸膜间皮瘤的患者，CT 检查最为有用。胸水细胞学检查也有助于诊断。常规实验室检查中，部分患者可有血小板增多、血清癌胚抗原升高等。对于常规检查不能明确诊断者，可用胸腔镜做胸膜活检，一般大部分患者可因此而确定诊断。

腹膜是仅次于胸膜的间皮瘤第二高发部位。恶性腹膜间皮瘤（MPM）是一种侵袭性肿瘤，源自腹膜内衬的间皮细胞，可在腹腔内迅速扩散。与源于其他部位的间皮瘤类似，石棉暴露与 MPM 发病密切相关。然而，石棉暴露与腹膜间皮瘤的关联弱于其与胸膜间

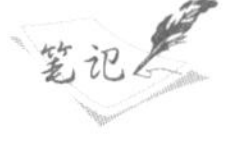

皮瘤的关联，女性尤其如此。恶性腹膜间皮瘤没有特异性症状或体征。最常见的症状为腹部膨隆/腹痛、体重减轻、呼吸困难和胸痛。从出现症状到确诊的平均间隔时间约为 5 个月。CT 和 MRI 均可充分显示 MPM 的影像学模式及特征，通常表现为腹膜腔内弥漫性和广泛性受累，伴肿瘤浸润和不规则/结节性腹膜片状增厚，通常存在中等至大量腹水。不太常见的表现为局限性受累，存在显著的腹膜内肿块，伴或不伴相关结节满布于腹膜。目前没有哪种影像学表现诊断 MPM 的特异性足够高，因此仍需通过组织学诊断。腹水细胞学检查通常无法得出定论，尤其是鉴别良恶性间皮增生时。CT 引导下针芯穿刺活检或腹腔镜下活检均可采集足够样本用于确诊，确诊常需实施一组免疫组化染色。对于无腹膜外转移、体能状态良好且预计可以实现完全手术减瘤的特定弥漫性 MPM 患者，我们推荐使用减瘤性手术（CRS）和术中腹腔内热灌注化疗（HIPEC）进行局部治疗。对于不适合接受 CRS 和 HIPEC 的患者，化疗是一种合理的选择。

恶性胸膜间皮瘤目前仍然没有有效的根治方法。治疗方法上，有姑息性治疗、外科治疗、化学治疗及放射治疗等。一般认为对于肿瘤相对局限的Ⅰ期患者，主张做根治性的胸膜肺切除术。对于Ⅱ、Ⅲ、Ⅳ期患者，根治性手术已经没有意义了，只能施行姑息性手术。事实上，多数患者到疾病明确诊断时，已处于Ⅱ期以上。迅速增长的胸腔积液常导致患者严重的呼吸困难，因此姑息性手术对于提高这些晚期患者的生活质量意义重大。

本例患者为 63 岁女性，主因“反复发热 2 个月”入院。既往结肠癌、脾脏切除术后 8 年。入院后影像学提示脾区占位，考虑恶性可能性大，穿刺病理提示恶性间皮瘤。因此，诊断恶性间皮瘤明确。

病例点评

对于本例患者，根据既往结肠癌、脾脏切除术后的病史，入院后脾区新发占位，首先会考虑结肠癌复发、转移，但穿刺病理提示恶性间皮瘤。恶性间皮瘤往往累及胸膜或腹膜，本例患者在脾切除术后出现脾区恶性间皮瘤，比较少见。

（黄光伟）

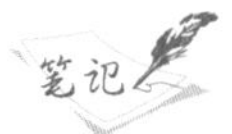

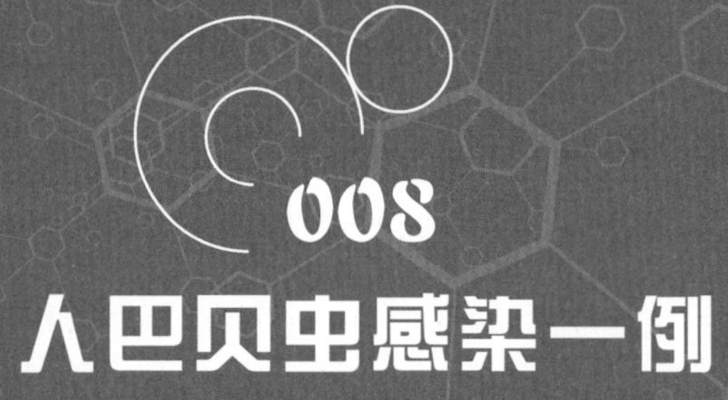

008 人巴贝虫感染一例

病例介绍

患者，男，61 岁，主诉“发热 3 天”于 2017 年 8 月 28 日入院。

既往史：否认高血压、心脏病病史，否认糖尿病、脑血管病、精神疾病病史。否认肝炎、结核、疟疾史。否认手术、外伤、输血史。否认食物、药物过敏史，预防接种史不详。其他系统回顾无特殊。

患者 3 天前受凉后出现发热，最高体温 39 ℃，呈稽留热，伴畏寒、寒战，伴关节痛、头痛，无咳嗽、咳痰，无鼻塞、流涕，无盗汗，无腹痛、腹胀、腹泻，无尿频、尿急、尿痛，无皮疹，无口

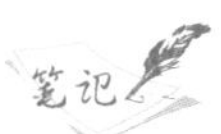

干、眼干、口腔溃疡，自服“氨麻苯美片、头孢呋辛”，体温未见下降。遂就诊于我院急诊，查血常规：PLT 21 ×10^9/L，CRP 65 mg/L。尿常规、泌尿系超声：均未见明显异常。胸部X线检查：双下肺炎症不除外。随后就诊于我院血液科，查血常规：WBC 1.6 ×10^9/L，GR% 71.9%，LY% 20%，HGB 109 g/L，PLT 26 ×10^9/L，RET% 1.78%，考虑“病毒感染”，给予“利巴韦林、米诺环素、头孢呋辛”口服，体温仍波动在38～39 ℃。现为进一步治疗入院。患病以来，精神不佳，食欲差，二便如常，体重未见明显变化。

个人史：出生于北京，久居此地，每3～4个月到河北，有从事农业生产的经历，27岁结婚，育有1儿，妻子、儿子均体健。

【体格检查】

入院时查体:T 38.8 ℃,P 106次/分,R 20次/分,BP 150/60 mmHg。神清，精神弱，双眼睑红色瘀点，眼睑水肿，全身浅表淋巴结未触及肿大，咽无充血，扁桃体无肿大。双肺呼吸音粗，未闻及干湿性啰音。心率106次/分，律齐，未闻及杂音及额外心音。腹软，无压痛、反跳痛及肌紧张，肠鸣音3次/分，双下肢无水肿。

【实验室及影像学检查】

我院急诊检查

血常规：WBC 1.57 ×10^9/L，GR% 74.6%，LY% 17.8%，HGB 112 g/L，PLT 21 ×10^9/L，CRP 65 mg/L。

尿常规：细菌12/μL，酮体(+)，潜血(++)，蛋白质(+)。

泌尿系超声：未见明显异常。

胸部X线检查：双下肺炎症不除外。

我院血液科检查

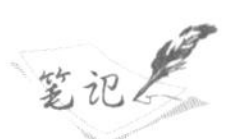

查血常规：WBC 1.6 ×10^9/L，GR% 71.9%，LY% 20%，HGB

109 g/L，PLT 26 $\times 10^9$/L，RET% 1.78% 。

入院后检查

血常规：WBC 0.98 $\times 10^9$/L，HGB 97 g/L，PLT 17 $\times 10^9$/L。

血生化：GLU 10.24 mmol/L，ALB 33.4 g/L，D－BIL 9.71 μmol/L，I－BIL 13.67 μmol/L，Na^+ 123.0 mmol/L，Cl^- 95 mmol/L，AST 41.3 U/L，LDH 456 U/L。

DIC：PT(A) 73.50% ，FDP 13.70 mg/L，D－Dimer 4.80 mg/L。

复查血常规：WBC 0.71 $\times 10^9$/L，PLT 13 $\times 10^9$/L，粒细胞仅为 0.02 $\times 10^9$/L。尿常规：潜血(＋)，便常规＋潜血：阴性。

血分片：共计数白细胞 30 个，其中杆状核粒细胞 12 个，分叶核粒细胞 3 个，淋巴细胞 10 个，单核细胞 5 个。网织红细胞绝对值 0.0273 $\times 10^{12}$/L，网织红细胞百分比 1.18% 。生化 C21：Na^+ 121.6 mmol/L，Cl^- 95 mmol/L，Ca^{2+} 1.86 mmol/L。N 末端脑钠肽前体（NT－proBNP）2580 ng/L。中性粒细胞碱性磷酸酶染色阳性率为 10% 。

内毒素测定：＜10.00 pg/mL。降钙素原检测：0.29 ng/mL，ESR 38 mm/h。艾滋病、梅毒、乙肝、丙肝项目均正常。

淋巴细胞亚群检测：总 T 淋巴细胞（$CD3^+$）94.10% ，细胞毒/杀伤 T 淋巴细胞（$CD8^+$）49.54% ，自然杀伤性淋巴细胞（$CD16^+CD56^+$）1.65% ，B 淋巴细胞（$CD19^+$）0.37% 。甲型流感病毒（咽拭子）：阴性。

甲状腺功能均在正常范围内。

24 小时尿量 6.3 L，尿钾定量 56.70 mmol/L，尿 K^+ 9.00 mmol/L，尿 Na^+ 133.0 mmol/L，尿 Cl^- 141.0 mmol/L，24 小时尿钠定量 837.9 mmol/L，24 小时尿氯定量 888.3 mmol/L。

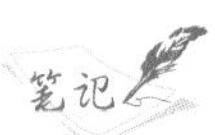

血浆卧立位醛固酮水平均正常。皮质醇浓度（0 am、8 am、4 pm）均正常。痰涂片、痰培养：可见甲型溶血性链球菌、奈瑟氏菌。呼吸道病原学 IgM 九联检测：阴性。

病毒七项：阴性。CMV－DNA：阴性。肺炎支原体：阴性。肺炎衣原体：阴性。嗜肺军团菌血清学分型（1～15 型）：阴性。流行性出血热抗体检测 IgM＋IgG：阴性。肥达试验、外斐反应：阴性。布氏杆菌虎红实验：阴性。抗莱姆病抗体检测：阴性。

T－SPOT：阴性。抗结核抗体：阴性。多次痰找结核菌：阴性。尿找结核菌：阴性。PPD：阴性。

G 实验：阴性。痰找真菌：阴性。尿找真菌：阴性。便找真菌：阴性。痰、尿真菌培养：阴性。

ANA：1∶80（斑点）。ENA：阴性。ANCA：阴性。抗心磷脂抗体：阴性。抗环瓜氨酸肽抗体：阴性。RF：正常范围。抗链“O”：正常范围。免疫球蛋白＋补体：均在正常范围。

铁蛋白：4763.00 ng/mL。库姆斯试验：阴性。BCR－ABL（血）：阴性。可溶性 CD25（sCD25）：8245 pg/mL。

末梢血涂片：大小均一性为轻度大小不等，中心淡染区轻度扩大，椭圆形红细胞轻度增多，碎片红细胞少见，泪滴及盔型红细胞轻度增多，偶见球型红细胞，可见大红细胞。

第 1 次骨髓穿刺细胞学回报：骨髓增生活跃，M∶E＝2.48∶1。粒系细胞占 52%，杆分阶段比例减低，其他阶段比例增高，少数粒细胞胞体增大，有核红细胞占 21%，比例大致正常，偶见畸形核幼红细胞，淋巴系细胞占 23%，其中幼淋样细胞占 2%，单核细胞无明显异常。约 4.5 cm^2 片膜内共计数巨核细胞 7 个，均为颗粒型，涂片中可见零星血小板。浏览全片偶见噬血细胞。骨穿送病理结果

笔记

回报：组织 1 条，长 0.4 cm，直径 0.2 cm。镜下造血组织约占 25%，脂肪组织占 75%，粒红比约 2∶1，巨核细胞 3～18 个/HPF。

免疫组化：MPO 部分细胞(+)，CD71 部分细胞(+)，CD61 散在细胞(+)，CD30(-)，CD3 散在细胞(+)，CD20 个别细胞(+)，CD163 散在细胞(+)。原位杂交：EBER(-)。诊断：骨髓造血组织增生略低下，部分区域巨核细胞数量增多，产板减少，未见明确肿瘤性病变。

胸部 CT：①左肺上叶及右肺中叶小结节，建议 3 个月复查；②左肺上叶舌段及双肺下叶索条，考虑炎性病变可能，请结合临床；③右主支气管腔内结节状影，气道分泌物？病变？建议复查；④前纵隔小结节，淋巴结？胸腺病变？请结合临床复查；⑤双侧胸膜局限性增厚；⑥双侧肺门及纵隔多发淋巴结；⑦肝脏多发低密度灶，囊肿可能，请结合腹部检查。

腹盆腔 CT：①肝多发低密度灶，囊肿可能大；②前列腺增大；③双侧少量胸腔积液。

腹部超声：肝囊肿，左肾囊肿。

泌尿系超声：双肾、输尿管、膀胱未见占位，前列腺增生。

胸水超声：双侧胸腔积液，左侧 1.8 cm，右侧 1.1 cm，量少，不能穿刺。

PET-CT 回报：①扫描内骨髓弥漫性 FDG 代谢增高，同机 CT 未见明显密度异常；双侧肺门及纵隔内多发小淋巴结，部分 FDG 代谢增高；脾大。综上所述，结合病史，考虑与感染性病变、发热及三系减低相关，建议治疗后复查或密切随诊观察。②双肺尖及右下肺索条及磨玻璃密度影，未见 FDG 异常代谢，考虑炎性病变，建议动态观察；右肺中叶实性小结节，FDG 未见异常代谢，建议动

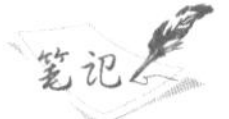

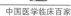

态观察；双侧胸腔积液伴压迫性肺组织膨胀不全；双侧胸膜局限性略增厚。③肝脏多发小囊肿，肠系膜脂膜炎可能，建议动态观察。④多发腔隙性脑梗死，建议必要时进一步检查；双侧上颌窦炎。⑤前列腺体积增大伴钙化。⑥脊柱退行性改变；腰 3 椎体内致密影，FDG 未见代谢异常，考虑骨岛，建议动态观察。⑦余躯干及脑部 PET – CT 检查未见明显异常代谢征象。

【诊断】

入院诊断：发热待查、病毒感染？肺部感染？泌尿系感染？白细胞减少症，贫血，血小板减少症，肝功能不全，低白蛋白血症，高血压？低钠，低氯血症。

最终诊断：脓毒症，巴贝虫感染，肺部感染，胸腔积液。

【治疗】

入院后经验性给予“拉氧头孢、米诺环素”联合“阿昔洛韦”抗炎、抗病毒治疗。此后患者体温仍持续高热，39 ~ 40 ℃，复查血常规，将抗生素更换为“亚胺培南西司他丁钠、去甲万古霉素、氟康唑、米诺环素”及“阿昔洛韦”联合治疗，并完善骨髓穿刺检查加用升白、升血小板等药物对症治疗。住院期间患者出现一过性房颤、双下肢水肿，后给予“利尿、西地兰”对症治疗，并严格限制输液速度后略好转，随后完善下肢超声，提示双下肢静脉通畅。随后1 周患者体温仍居高不下，为39 ~ 40 ℃，血象变化不明显，仍保持三系减低的表现，同时间断出现喘憋、胸闷等症状，广谱抗生素方案无效，随后做 PET-CT。

1 周后行外周血涂片 Giemsa 染色，可见红细胞胞内体（图 8 – 1），高度考虑巴贝虫感染，随后借阅第 1 次骨穿骨髓涂片，行同样染色可见巴贝虫体（图 8 – 2）。将抗生素调整为“克林霉素”，并逐步停用“去甲万古霉素、阿昔洛韦、氟康唑、米诺环素”，保留“亚

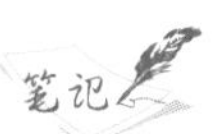

胺培南西司他丁钠”。入院后2周复查骨髓穿刺，回报：骨髓增生明显活跃，M：E＝2.14：1。粒系增生明显活跃，中、晚幼粒细胞比例升高；少部分中、晚幼粒细胞可见空泡变性、内外胞浆。红系增生活跃，中、晚幼红细胞比例升高，部分中、晚幼红细胞胞体略小、寡胞浆。成熟RBC膜边缘偶见可疑紫红色点状物（巴贝虫?）。淋巴细胞占8.5%，不典型幼淋样细胞占2.5%。单核－巨噬细胞系统较活跃。较易见巨噬细胞，可见噬血细胞、吞噬成熟RBC及有核细胞。约4.5 cm^2 片膜内共计数巨核细胞25个，以颗粒型巨核细胞为主，产板型巨核细胞为零星产板；血小板零星可见。诊断：粒系、红系增生活跃；巨核细胞系成熟障碍；部分淋巴细胞形态不典型；可见噬血现象；找到可疑巴贝虫样物体，请完善相关检查，结合临床。考虑患者从事农业生产，在可疑蚊虫叮咬后2周余出现发热，呈稽留热，结合外周血及骨髓涂片结果考虑巴贝虫感染，给予“克林霉素”治疗后热峰下降，全血细胞减少，在积极治疗原发病的同时经造血因子治疗后有所改善。考虑患者存在发热，三系降低，铁蛋白升高，骨髓可见噬血现象，sCD25轻度升高，诊断噬血细胞综合征成立。但根据患者目前治疗反应，炎症因子风暴无明显加重，予以观察，仅积极治疗原发病，“克林霉素”静脉滴注共3周（患者在院4周），3周内逐步将亚胺培南西司他丁钠改为注射用盐酸头孢吡肟，最终口服头孢地尼治疗。患者共在院1个月，随后尿量恢复正常，体温正常，水肿消退，其他症状完全消失后出院，出院前再次复查外周血涂片：未见巴贝虫体。出院前复查血常规：WBC 2.16 $\times 10^9$/L，HGB 78 g/L，PLT 107 $\times 10^9$/L。生化低钠、低氯均得以纠正，Na^+ 137.1 μmol/L，Cl^- 104 mmol/L，余肝肾功能、心肌酶等均正常。24小时尿量2.8 L，尿 K^+ 16.70 mmol/L，尿 Na^+ 80.00 mmol/L，尿 Cl^- 89.00 mmol/L，24小时尿钾定量

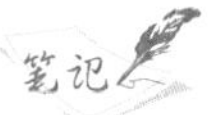

46.76 mmol/L，24 小时尿钠定量 224.0 mmol/L，24 小时尿氯定量 249.2 mmol/L。

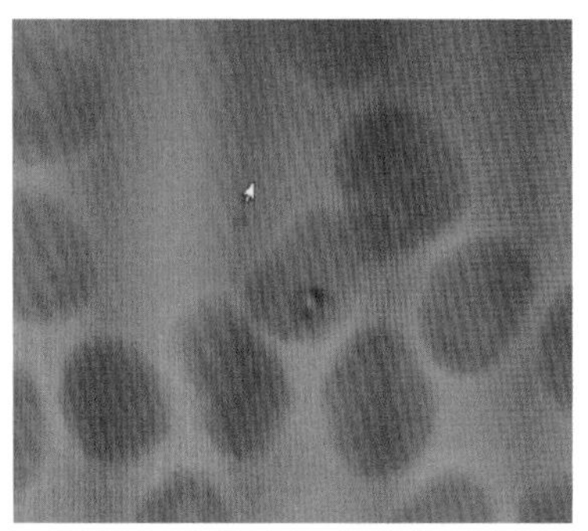

图 8－1　外周血涂片
Giemsa 染色

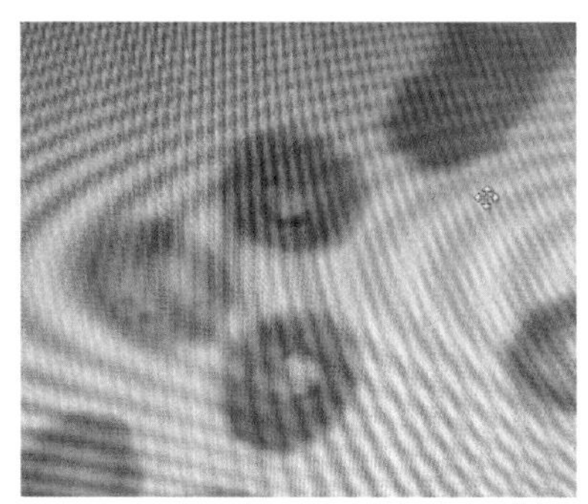

图 8－2　骨髓涂片
注：上图可见细胞内环状深染物，高度怀疑巴贝虫虫体。

出院后半个月复查血常规：WBC 3.54×10^9/L，HGB 90 g/L，PLT 168×10^9/L。胸部 X 线检查：未见异常。血生化正常。患者于我科门诊定期随诊，各项指标正常，症状完全消失。

病例分析

巴贝虫（Babesia）属于原生动物亚界、顶端（顶器）复合门、孢子虫纲、梨浆（型）虫亚纲、梨浆（型）虫目、巴贝科、巴贝虫属，长约 1.5～2.5 μm，呈戒指状、阿米巴样或逗点状，偶有伪足，细胞质较致密，有空泡，是哺乳类动物的致病性原虫。人巴贝虫感染多数通过蜱虫叮咬，也可由输血（通过输血传播的巴贝虫又被称为沉默虫）、垂直传播感染。一些病例报道表明，巴贝虫感染者可以合并感染莱姆病的病原体伯氏疏螺旋体，以及引起人体单核细胞或粒细胞增多的埃立克体。这种致病的原虫在全球内广泛分布，主要集中在欧洲及美洲，但近年来我国台湾、云南、内蒙古、

笔记

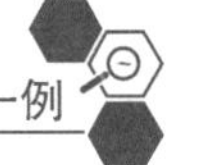

河北、台湾等均陆续有报道。

目前认为人感染巴贝虫后，临床潜伏期由数天到数周，最长可长达6周，临床表现从轻到重不完全一致，有感染者可无任何症状，而有时则是致死性疾病，以发热、寒战、头疼、血小板减少、轻度到重度的溶血性贫血、白细胞减少、黄疸、肝脏和脾脏肿大为主要表现，全身症状包括肌肉疼痛、嗜睡、出汗、关节疼痛、腰腹痛、厌食、乏力、恶心、呕吐等，但常常并不特异。本例患者存在发热、寒战、全身关节肌肉疼痛、粒细胞减少、血小板减少及贫血，同时胆红素升高，尿常规可见潜血阳性，这些均符合巴贝虫感染的表现。很多文章及研究均有报道，患者病情轻重多与肝硬化、脾切除、免疫功能低下（诸如HIV患者、恶性肿瘤、免疫抑制剂应用、激素应用、病毒感染时免疫低下状态）有关，存在这些情况的患者往往病情比较严重，预后不良。而本例患者并不具备以上情况，因此这也可能与本例患者预后好是相关的。

有文献证实，当红细胞感染率超过10%时，患者就会出现溶血性贫血和黄疸，而本例患者从血涂片中可以看到感染的红细胞数量尚较少，因此其虽然出现了溶血性贫血及胆红素升高，但实际上程度并不严重，这也与文献报道相一致。

巴贝虫病患者多是居住于农村地区的居民，或者有从事农业生产史，或者到农村去的游客，多以露营为主，许多患者有蜱叮咬史，但是绝大部分患者根本回忆不起来有蚊虫的叮咬史。巴贝虫有较强的宿主特异性，但在一定的条件下，种系不相近的宿主之间也可发生交叉感染。例如，犬巴贝虫可以感染乳鼠，去脾的个体可以感染异种巴贝斯虫，多种动物的巴贝虫可以感染人，而这种宿主特异性可能与蜱虫叮咬的嗜好是相关的。蜱在宿主的寄生部位常有一定的选择性，一般在皮肤较薄、不易被搔动的部位，如全沟硬蜱寄

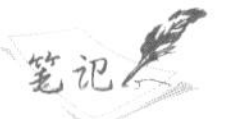

生在动物或人的颈部、耳后、腋窝、大腿内侧、阴部和腹股沟等处。微小牛蜱多寄生于牛的颈部肉垂和乳房，其次为肩胛部。波斯锐缘蜱多寄生在家禽翅下和腿腋部。蜱的嗅觉敏锐，对动物的汗臭和二氧化碳很敏感，当与宿主相距 15 m 时，即可感知，由被动等待到活动等待，一旦接触宿主即攀登而上。如栖息在森林地带的全沟硬蜱，成虫寻觅宿主时，多聚集在小路两旁的草尖及灌木枝叶的顶端等候，当宿主经过并与之接触时即爬附宿主；栖息在荒漠地带的亚东璃眼蜱，多在地面活动，主动寻觅宿主；栖息在牲畜圈舍的蜱种，多在地面或爬上墙壁、木柱寻觅宿主。本病例患者有农业生产史，但不能回忆起是否被蜱虫所叮咬，但是他可以肯定的是在农业生产过程中有蚊虫的叮咬情况，只是不能确定是否为蜱虫。

巴贝虫病的诊断对于该病的治疗及防止传播至关重要，对于急性感染的患者，血涂片的显微镜检查是重要的手段，但是对于慢性的隐形感染患者镜检显然是无效或者不现实的，需要更复杂的方法，如免疫学方法，或者分子生物学 PCR 等通用引物的大规模初筛，其可以在人群中大概初筛一部分患者，识别他们从而达到控制疾病传播的目的。目前认为镜下检查到巴贝虫原虫虫体是诊断该病的金标准，而这必须要求医师能识别血液自动分析仪无法辨别的正常红细胞和已被巴贝虫感染的红细胞，或者说读片医师必须有大量的经验，从而可以区别其他胞内体感染等。这就是显微镜检方法不能得到广泛推广的原因，并不是因为硬件技术差，而是没有一个严格受训的医师。本病例的诊断是我院热带病研究所栗绍刚老师凭借多年经验通过 Giemsa 染色法，于末梢血薄层涂片及骨髓涂片中均找到巴贝虫体并证实存在的。近年来免疫学方法、分子生物学方法目前也被广泛应用于临床，但是两种方法均有一定的缺陷及限制性，成本较高，对实验人员及设备的要求均较高，同时存在较高的

笔记

假阴性率与假阳性率。

治疗人巴贝虫感染指南推荐首选克林霉素肌内注射。对早产婴儿因接受输血而感染微小巴贝虫者，可加用奎宁口服。对已摘除脾脏的成人患者，可用克林霉素肌内注射，同时口服奎宁。单用克林霉素肌内注射或与奎宁口服配伍使用，既能迅速退热，又能减少原虫血症，此乃近年来用于治疗微小巴贝虫所致人巴贝虫病的安全、有效的药物。硫酸奎宁与氯喹配伍使用，亦有疗效。与此同时，一般治疗包括对高热剧痛者予以解热、镇痛处理；有明显溶血者，予输血；注意休息、饮食等。本例患者单用克林霉素效果确切，因此未加用奎宁或者氯喹等药物，同时在治疗后复查血涂片正常。

本例患者出现一过性多尿，这在巴贝虫感染患者中并不常见。通过文献检索发现，有报道狗（拉布拉多犬）感染犬小焦虫后出现多饮、多尿、小肠泻、纳差等症状，从中我们发现巴贝虫感染后可以导致红细胞破碎，出现一过性肾小管损伤，甚至肾小管坏死，从而出现水、钠重吸收的障碍，导致寄生宿主出现多尿、低钠、低氯的症状，从而导致进一步的口渴、多饮等症状，而长期的消耗又可以导致蛋白的下降等表现。有报道称巴贝虫感染可以致使人肾小管坏死，以及急性肾脏损伤，还会有显著的尿巨噬细胞的出现。因此，我们考虑本例患者可能由于巴贝虫感染导致红细胞破碎后肾小管一过性损伤，从而出现多尿、低钠、低氯血症，以及尿中钠、氯升高等情况，在治疗后上述症状得以缓解。

而针对噬血细胞综合征，我们考虑该诊断是存在的，但是其主要诱发因素是巴贝虫感染，在去除原发病以后，我们可以明显发现三系出现回升，噬血现象消失，脾脏复诊后回到正常水平，因此巴贝虫感染是诱发噬血细胞综合征的原发性疾病，这也反向证明，噬血细胞综合征在去除原发病，打断炎症因子风暴后，病情是可以得

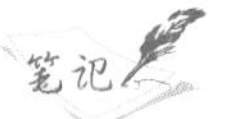

到控制并逆转的。

本例患者为61岁男性，既往体健，发病前从事农活。本次主因“发热3天”入院，最高体温39℃，呈稽留热，伴畏寒、寒战，伴关节痛、头痛。查体：双肺、双眼睑水肿，全身浅表淋巴结未触及肿大，心肺及四肢(－)。病程中辅助检查：血三系减少，低蛋白血症，低钠，血清铁蛋白显著升高（4763 ng/mL）。骨穿细胞学：偶见嗜血细胞。血 sCD25：8245 pg/mL，NK 细胞活性为10.89%(参考范围15.11%～26.91%)。胸部CT提示左肺上叶及右肺中叶小结节。PET－CT回报：扫描内骨髓弥漫性FDG代谢增高，同机CT未见明显密度异常；双侧肺门及纵隔内多发小淋巴结，部分FDG代谢增高；脾大。外周血涂片 Giemsa 染色可见红细胞胞内体，高度考虑巴贝虫感染。故诊断为巴贝虫感染、噬血细胞综合征。

病例点评

人巴贝虫感染是一组临床少见疾病，仔细询问患者的个人史，旅居史及蜱虫叮咬史是诊断的关键，但并非是必要条件，很多人可能不能回忆起被蜱虫叮咬过，因此临床在面对不能解释的发热患者，需要常规行血涂片检测，明确是否存在红细胞胞内体等情况，我院因有经验丰富的血涂片镜检专家，辨认出存在巴贝虫，故协助了确诊，而治疗此病目前认为克林霉素为首选，必要时可加用奎宁，类似于抗疟疾治疗方案。绝大部分巴贝虫感染患者预后相对较好，少部分重症患者预后不良，同时巴贝虫感染是否与血液系统疾病之间存在什么联系，需要进一步临床观察来明确。

（王　鹤）

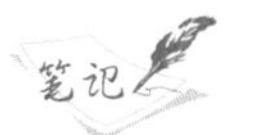

病例介绍

患者，女，51 岁，已婚，主诉“发热 1 年余”于 2017 年 10 月 17 日收入院。

既往史：1 余年前体检发现急性甲肝，经治疗后痊愈。半余年前患药物性肝损伤，应用激素治疗后肝功能恢复正常。高血压病史半年，规律服用降压药物（具体不详）。否认结核病史。否认手术、输血病史。否认药物过敏史。

患者 1 余年前无明显诱因出现发热，伴腰痛、恶心、呕吐，发热超过 38 ℃，伴畏寒、寒战，伴有纳差、乏力、消瘦，无咳嗽、咳痰，无腹痛、腹泻、腹胀，无尿频、尿急、尿痛等症状。遂就诊

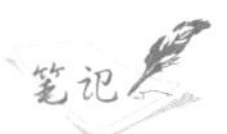

于外院，尿培养显示大肠埃希菌，考虑急性肾盂肾炎，先后给予美洛西林钠、头孢西汀、头孢吡肟抗感染治疗，体温仍间断升高，伴寒战。后因治疗效果欠佳转至外院急诊，给予头孢哌酮舒巴坦抗感染治疗，用药 2 天后患者体温降至正常，持续静脉输液 8 天后降级抗生素为头孢呋辛，患者再次出现发热，体温最高达 37.8 ℃，伴腰痛、恶心、呕吐。患者遂就诊于外院感染科给予左氧氟沙星抗感染治疗，体温正常后出院。半年前患者再次间断出现发热，体温波动于 37.5 ~39.5 ℃，伴纳差、恶心，自服退烧药物后体温可降至正常。遂就诊于其他医院，完善相关检查，总免疫球蛋白 E 145 KU/L。血常规、结核感染 T 细胞检测：阴性。ESR：12 mm/h。G 试验：阴性。PCT：0.13 ng/mL。布氏杆菌凝集试验、新型隐球菌抗原：阴性。CMV-IgG：阳性。CMV-DNA：<500 copies/mL。给予氟康唑口服治疗，病情无明显好转。2 个月前患者无明显诱因晨起出现掌指关节及近端指间关节僵硬、肿胀，约半小时后可自行缓解，伴眼干、发热，发热以午后为著，最高体温达 39 ℃。就诊于某中医院，给予中药治疗后症状未见明显好转。现患者为进一步诊治收入我科。患者自发病以来，神志清楚，精神差，睡眠、食欲可，大便干燥，2 ~3 天 1 次，小便正常。近 1 年体重下降 5 kg。

个人史：出生并久居于北京，从事档案馆工作，长期接触陈旧档案。否认吸烟史，少量饮酒。婚育史：25 岁结婚，育有 1 女，爱人及孩子体健。

【体格检查】

患者入院查体:T 38.4 ℃,P 97 次/分,R 18 次/分,BP 120/85 mmHg。神志清楚，精神弱，查体合作。回答问题切题，双肺呼吸音清，未闻及明显干、湿性啰音。心、腹无特殊。双下肢无水肿。

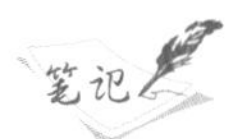

【实验室及影像学检查】

病程中在其他医院检查

总免疫球蛋白 E 145 KU/L。血常规：WBC 17.51 × 10^9/L，GR% 60.9%，HGB 136 g/L，PLT 166 × 10^9/L。结核感染 T 细胞检测：阴性。ESR：12 mm/h。G 试验：阴性。PCT：0.13 ng/mL。布氏杆菌凝集试验：阴性。新型隐球菌抗原：阴性。CMV-IgG：阳性。CMV-DNA：<500 copies/mL。

入我院后检查

血常规：WBC 8.30 × 10^9/L，LY 1.94 × 10^9/L，GR 6.05 × 10^9/L，RBC 3.66 × 10^{12}/L，HGB 117 g/L，PLT 176 × 10^9/L，CRP 3 mg/L。

血生化：ALT 15 U/L，AST 14.0 U/L，ALP 63 U/L，GGT 45 U/L，ALB 31.5 g/L，T-BIL 17.61 μmol/L，D-BIL 2.91 μmol/L，I-BIL 14.70 μmol/L，Cr 70.3 μmol/L，GLU 5.62 mmol/L，Na^+ 140.2 mmol/L，Cl^- 99 mmol/L，K^+ 3.48 mmol/L。

血气分析：pH 7.484，PCO_2 40.50 mmHg，PO_2 80.30 mmHg，SBE 6.30 mmol/L。

尿常规：阴性。

便常规：黄褐色成形便，潜血试验（OB）阴性，镜检未见异常。

乙肝五项 + 丙肝抗体：Anti-HBe：0.870，Anti-HBc：2.700，甲肝抗体 + 戊肝抗体：阴性。NAP：11%；积分值为 18.00 分。

血浆内毒素水平：0.01 EU/mL。

痰涂片找细菌见到革兰阳性球菌。

痰培养 + 鉴定：正常菌群甲型溶血性链球菌，奈瑟氏菌。艾迪氏计数：阴性。尿培养 + 计数：未培养出细菌。尿真菌培养：未培养出真菌。L 型菌培养：未培养出 L 型细菌。

肺炎支原体抗体测定：阴性。

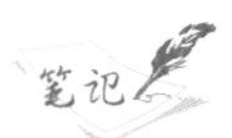

肺炎衣原体抗体测定：阴性。

嗜肺军团菌血清学分型（1～15 型）：阴性。

呼吸道病原学 IgM 九联检测：阴性。病毒九项：阴性。巨细胞病毒核酸定量（CMV-DNA）<最低检出限。

ESR：40 mm/h。

血培养（需氧＋厌氧）：未培养出细菌。

抗结核抗体试验：阴性。结核感染 T 细胞检测：淋巴细胞培养＋干扰素测定 A、B 均为 0。尿沉渣找结核菌：未找到抗酸杆菌。G 试验<60 pg/mL。

各种标本涂片查霉菌（痰、尿、便）：均未见真菌。

HIV：阴性。Anti TP 0.10 S/CO。流行性出血热抗体检测 IgM＋IgG：阴性。肥达试验、外斐反应：阴性。布氏杆菌凝集试验：阴性。新型隐球菌抗原：阴性。CMV-IgG：阳性。

免疫球蛋白 E：145 KU/L。抗核抗体（ANA）：间接免疫荧光法抗核抗体（ANA）＋1∶80（斑点），余阴性。

抗 ENA 抗体（Sm、RNP、SSA、SSB、Jo-1、ScL-71 核糖抗体）：阴性。抗中性粒细胞胞浆抗体 IgG（IF-ANCA）：阳性。抗髓性过氧化物酶抗体 IgG（MPO-IgG）：<20.00 U/mL。抗蛋白酶抗体 IgG（PR3-IgG）：<20.00 U/mL。HLA-B27：阴性。

免疫球蛋白＋补体：IgG 1790.0 mg/dL，IgM 59.9 mg/dL，IgA 238.0 mg/dL，补体 C3 116.00 mg/dL，补体 C4 22.90 mg/dL。淋巴细胞亚群检测：CD4% 50.00%，CD8% 26.00%，CD3% 75.00%。甲状腺系列：FT_3 2.11 pg/mL，T_3 77.15 ng/dL，TU 37.50%，TSH 1.66 μIU/mL。铁蛋白 77.40 ng/mL。血分片（临检）：单核细胞（MO）1%，中性杆状核粒细胞（NB）4%，中性分叶核粒细胞（NS）69%，嗜碱性粒细胞（BA）1%，淋巴细胞（LY）25%，癌胚抗原

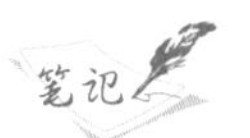

5.11 ng/mL，细胞角蛋白片段211（CYF211）2.31 ng/mL，神经元特异性烯醇化酶（NSE）9.04 ng/mL。

甲胎蛋白6.59 ng/mL，CA199 77.28 U/mL，CA125 33.60 U/mL。糖链抗原CA724 1.57 U/mL。

入院后行多种影像学检查。多部位超声检查：①双腋窝多发中低回声团，考虑淋巴结；②双腹股沟区多发中低回声团，考虑淋巴结；③心脏超声示二尖瓣、三尖瓣轻度反流流束，未见其他异常；④左侧颈内动脉起始部斑块形成；⑤甲状腺未见占位，颈部多发中低回声团，考虑淋巴结；⑥弥漫性肝病、胆囊息肉。多部位X线检查：①腰椎退行性改变；②双下肺少许索条，炎症不除外，需结合临床必要时复查。多部位CT检查：①双肺下叶索条、实变，炎症可能大，请结合临床；②腔隙性脑梗死不除外，需结合临床；③双侧基底节区高密度灶，钙化？其他？需结合临床建议复查。

心电图：窦性心律，心率94次/分，较前无明显变化。

【治疗】

患者于2014年10月19日晚（入院后的第3天晚饭后）突发头晕，状态很差，不能言语，值班医师即刻对患者行观察与处置，查血糖11.6 mmol/L，血压130/70 mmHg，心率94次/分，呼吸20次/分，体温37.8 ℃。双侧瞳孔对光反射灵敏，四肢活动可，肌力Ⅳ级。病理征未引出。急请神经内科二线查看患者，考虑发热、失语待查，合并短暂性脑缺血发作？发作停止后查体可正常回答问题，余同前。随后行头颅TCD：①双侧颈内动脉－大脑中动脉显著高流速伴杂音信号；②脑动脉硬化改变；③双侧颈动脉硬化。

患者仍有持续的发热，随后行PET－CT检查：双侧大脑半球、小脑半球表面及脑沟、脑裂部位不规则分布片状高代谢影，考虑不除外脑膜炎，建议行神经系统进一步检查。

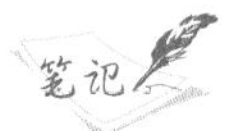

腰椎穿刺，脑脊液常规：清澈透明，WBC 15.0 × 10^6/L，多核70%。脑脊液生化：GLU 0.53 mmol/L，Na^+ 139.2 mmol/L，Cl^- 110.00 mmol/L。脑脊液墨迹染色阳性，可见大量新型隐球菌。

因此，诊断新型隐球菌脑膜炎明确，给予两性霉素 B 等药物治疗后，患者体温逐步控制，后转入神经内科进一步治疗，随后好转出院。

病例分析

隐球菌是条件致病性深部真菌，易发于细胞免疫功能受损的人群。本例患者因某种疾病曾口服激素治疗，同时长期从事档案馆陈旧档案工作。患者虽然长程发热，但是除了神经系统症状外，其他多系统损伤并不十分明显，同时应用多种抗生素效果不佳。因此，考虑病灶位于神经系统的可能性大，同时腰椎穿刺结果可以验证，并可见大量新型隐球菌，此检查为该病诊断的金标准。

隐球菌属于半知菌亚门、芽生菌纲、隐球酵母目、隐球酵母科、隐球酵母属，含17个种及7个变种，常见的为新型隐球菌及格特隐球菌。孢子呈圆形或椭圆形，直径4～6 μm，个别可达20 μm。菌体外围形成荚膜（具有致病性，不被墨汁所染色），不形成菌丝及假菌丝，芽殖，不产生子囊孢子。荚膜的主要成分为荚膜多糖，荚膜多糖可以用来确定血清型，且与其毒力、致病性及其免疫性相关。新型隐球菌感染所致疾病包括中枢神经系统、肺、皮肤、骨骼及淋巴结等。而该病的诱发因素包括细胞免疫功能低下、艾滋病（最常见的并发症及死亡原因之一）、恶性肿瘤、器官移植、应用大剂量糖皮质激素、糖尿病等。

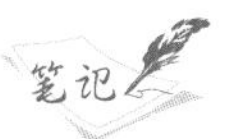

中枢神经系统的隐球菌病包括：①脑膜炎型：表现为头痛、发

热伴恶心、呕吐，起初多有上感症状；②脑膜脑炎型：具有脑实质受累表现，除上述症状外，伴有偏瘫、失语或局限性癫痫发作；③肉芽肿型：在脑实质内形成炎性肉芽肿，表现为脑占位性病变的症状；④囊肿型：刺激脑膜形成囊肿，表现为脑占位性病变的症状。

经由腰椎穿刺的脑脊液，显微镜检查显示包围新型隐球菌的白色荚膜使新型隐球菌突出，其中央是一圆形白核。本例患者经由腰椎穿刺的脑脊液可见两个隐球菌（图9－1）。

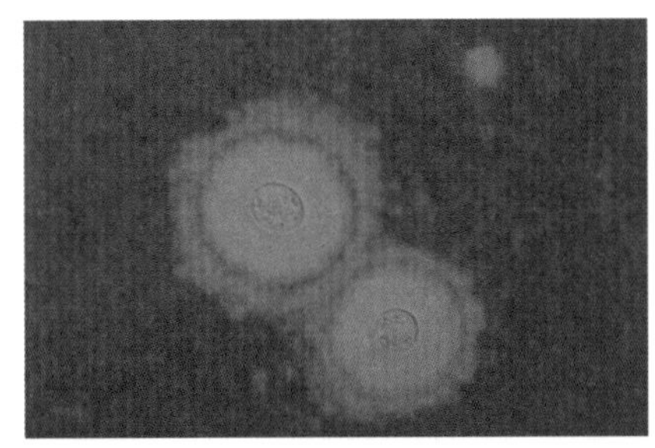

图9－1 脑脊液细胞学

中枢神经系统隐球菌病，一般起病缓慢，开始多为轻度阵发性头痛，以后则逐渐加重，但仍可自然缓解，经常反复，多伴有恶心、呕吐、晕眩，有不同程度的发热，多无发热或仅有低热。数周或数月后可出现颅内压增高症状，如颈项强直、脑膜刺激征阳性、各种眼部征象（如视力模糊、眩晕、复视、畏光、眼球麻痹、震颤、弱视等），还可伴眼底水肿及视网膜渗出性改变。有文献统计约10%患者无症状，15%有神经系统体征出现，10%～40%无神经系统症状表现，20%检测脑脊液无异常，25%产生脑膜刺激症状，40%有精神改变，65%有发热，75%有头痛。

由于该病临床表现十分隐匿，因此有时候很容易被临床忽略，从而导致病情迁延。治疗方面，目前考虑应用两性霉素B、氟康唑、伊曲康唑、氟胞嘧啶等，同时根据不同的宿主状态，治疗方案

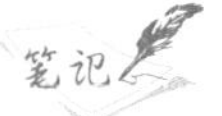

也都不相同，并且疗程上通常都是十分长的，通常分为诱导期、巩固期及维持期，总疗程通常需要 1 年以上。

对于中枢神经系统持续感染，我们必须改善免疫抑制状态，并治疗持续升高的颅内压力。重新开始诱导治疗，延长至 4 ~ 10 周，如果患者无法耐受多烯类，可予以氟康唑（≥800 mg/d，口服）联合氟胞嘧啶［100 mg/(kg · d)，分 4 次口服］，不推荐鞘内注射两性霉素 B 脱氧胆酸盐，并且通常没有必要。持续感染及复发患者，建议测定最初分离菌株的最低抑菌浓度（MIC）。对于复发患者，需要做到以下几点：重新开始诱导治疗，测定复发菌株的敏感性。补救的巩固治疗包括氟康唑（800 ~ 1200 mg/d，口服）、伏立康唑（200 ~ 400 mg，每天 2 次，口服）、泊沙康唑（200 mg、每天 4 次口服，或 400 mg、每天 2 次口服），治疗周期通常为 10 ~ 12 周。

此外，我们还要注意如果可能，所有隐球菌脑膜炎的患者均应采用多烯类诱导治疗，降颅内压非常重要，有专家认为颅内压 > 20 cmH_2O，可显著增加死亡率。治疗过程中每天行腰穿放脑脊液，或行脑脊液侧脑室引流，治疗过程中或结束后若出现症状和体征复发，应仔细鉴别是病情未得到控制（耐药或并发症），还是存在其他疾病可能。播散性隐球菌或脑膜炎的患者，应除外 HIV 感染。

本例患者为 51 岁女性，既往有甲肝、药物性肝损伤、流行病学史，长期从事接触陈旧档案的工作。主因发热 1 年收入院，热型不典型。中度以上发热时，伴畏寒、寒战、纳差、乏力，有过腰痛、指关节晨僵。入院后第 3 天，出现头晕、黑蒙、失语。PET-CT 提示脑膜炎，行腰椎穿刺，脑脊液墨迹染色阳性。故确诊为隐球菌脑膜炎，给予两性霉素 B 抗隐球菌治疗后好转。

病例点评

中枢神经系统的隐球菌感染是一组临床少见疾病，需要仔细询问患者的个人史、用药史。是否存在免疫功能缺陷是诊断此病的关键，但并非是必要条件，很多人可能并不存在这些情况，因此临床上面对不能解释的发热伴有神经系统症状的患者，需要行腰椎穿刺进行脑脊液检测，明确中枢神经系统感染的情况。而治疗此病目前认为两性霉素 B 为首选诱导方案，随后应用氟康唑进行巩固治疗及维持治疗，必要时可选用伊曲康唑、氟胞嘧啶等。绝大部分隐球菌感染患者治疗周期长、医疗成本较大，需要充分告知患者及家属，少部分重症患者预后不良。

（王　鹤）

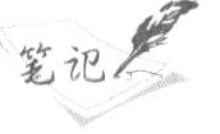

010 EB 病毒淋巴细胞增殖性疾病一例

病例介绍

患者，男，44 岁，职员。主因“发热 3 月余，腹痛、腹泻 1 个月”于 2016 年 9 月 19 日收入院。

既往史：体健。

患者 3 月余前无诱因出现发热，最高体温 39.5 ℃，以下午及夜间为著，伴畏寒、乏力、双下肢肌肉酸痛，无其他伴随症状，多次外院查血常规均正常。考虑发热待查、病毒感染，给予头孢呋辛、金花清感治疗，体温基本正常。70 多天前再次出现发热，最高体温 40 ℃，伴随症状同前，查血常规、胸部 CT，考虑诊断急性支气管炎，先后应用头孢类、盐酸莫西沙星静脉滴注及口服抗感染药物治疗 1 月余，体温有所下降，波动于 37 ~ 38 ℃，仍偶有高热。30

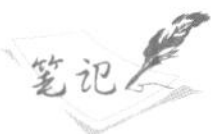

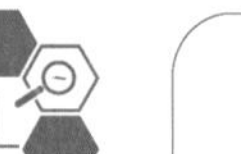

多天前患者再次出现高热，最高体温 39 ℃，伴畏寒、乏力、双下肢肌肉酸痛。出现腹痛、腹泻，为脐周以下绞痛，阵发加重，排黄色水样便 5 ~ 6 次/天，排便后腹痛有所缓解，无血便，无里急后重。偶有恶心、呕吐胃内容物，先后给予亚胺培南西司他丁钠、阿奇霉素、美满霉素、注射用盐酸头孢吡肟、盐酸莫西沙星等抗感染治疗，患者仍高热，最高体温 41 ℃，热峰多于夜间出现。血 WBC 和 GR 呈升高趋势，间断应用激素，体温可降至正常，停用激素 24 ~ 48 小时后体温复升。患者腹痛、腹泻呈进行性加重。考虑不除外抗生素相关性腹泻，给予甲硝唑和去甲万古霉素口服及调整肠道菌群等治疗，无好转。拟行肠镜检查，未成功。患者仍间断高热、腹泻、排暗红色稀便，近3 个月体重下降 15 kg。为进一步诊治收入我科。

【体格检查】

T 36.2 ℃，P 70 次/分，R 20 次/分，BP 90/60 mmHg。神清，浅表淋巴结未触及肿大，咽不红，双肺呼吸音粗，无啰音，心律齐，70 次/分，腹软，无压痛及反跳痛，肝脾肋下未触及，肠鸣音 3 次/分，双下肢无水肿。

【实验室及影像学检查】

病程中 70 天前检查

WBC 13.72 × 10^9/L，GR% 80%，CRP 64 mg/L，胸部 X 线检查未见明显异常。

住我院后相关检查

血常规：WBC（9.1 ~ 24.6）× 10^9/L，GR% 77% ~ 88%，EO 0，CRP 163.96 mg/L，PCT 0.36 ng/mL，ESR 5 mm/h。呼吸道病原学 IgM 九联检测：肺炎支原体抗体（+），余阴性。EBV - DNA、布氏杆菌凝集试验、肥达试验、外斐反应均阴性。G 和 GM 试验、隐球菌抗原检测、血培养及骨髓培养均阴性。结核方面：抗

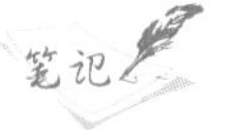

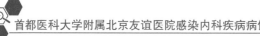

结核抗体、PPD、TB 试验均阴性。

风湿免疫标志物阴性。铁蛋白 1162.1 ng/mL。肿瘤标志物阴性。胸部 CT、PET-CT 未见明显异常。

骨穿细胞学：骨髓增生极度活跃，三系形态未见明显异常，骨髓活检未见明显异常。

大便常规白细胞满视野，间断查便潜血阳性，球杆比显示肠道菌群明显减少，便培养阴性，便艰难梭菌毒素阴性。WBC 15.60×10^9/L，GR% 88.0%，HGB 115 g/L，PLT 385×10^9/L，CRP 35.56 mg/L。

尿常规：LEU 2(+)。血生化：ALB 30.0 g/L，Na^+ 129.2 mmol/L，ALT 45 U/L。PCT 0.10 ng/mL，ESR 60 mm/h。尿艾迪氏计数：RBC 89 万，WBC 240 万/12 小时。

肺炎支原体抗体≥1：640 阳性。PPD、结核感染 T 细胞检测、抗结核抗体阴性。ANA、ENA、ANCA、ASCA、免疫球蛋白+补体、抗心磷脂抗体均阴性。

血广州管圆线虫抗体、旋毛虫 I 抗体、丝虫抗原、弓形虫抗体、杜氏利曼原虫抗体阴性。流行性出血热抗体阴性。便常规：褐色稀便，OB(+)，红、白细胞满视野。球杆比例失调。难辨梭菌毒素 A/B：阴性。便培养、便找寄生虫卵、阿米巴滋养体及包囊、便隐孢子+贾第虫抗原阴性。

腹部 CT（图 10-1）+小肠重建（9 月 28 日）：结肠广泛管壁增厚，炎性肠病？部分空肠病变不除外。

结肠镜（图 10-2）：回盲部、升结肠、横结肠及降结肠见散在深凿样溃疡，病灶呈跳跃式，于回盲部、横结肠及降结肠取病理两块送检。余所见结肠黏膜光滑、血管纹理清、半月襞完整，无糜烂、溃疡及新生物。回盲瓣成唇形，阑尾开口清楚，未见糜烂溃疡及新生物。考虑诊断为结肠多发溃疡（克罗恩病？淋巴瘤？肠结核？）。

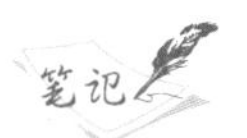

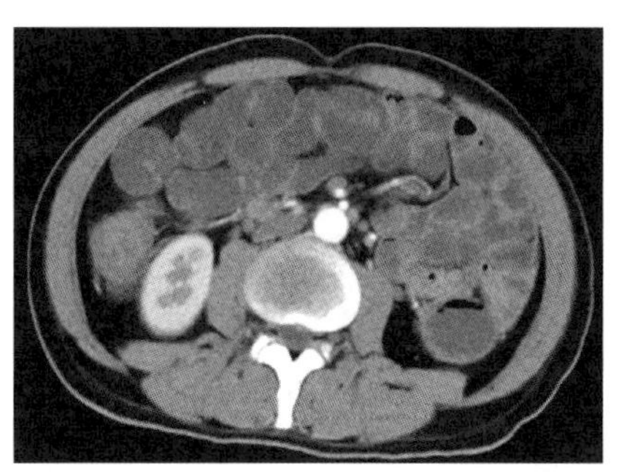

图 10－1 腹部 CT

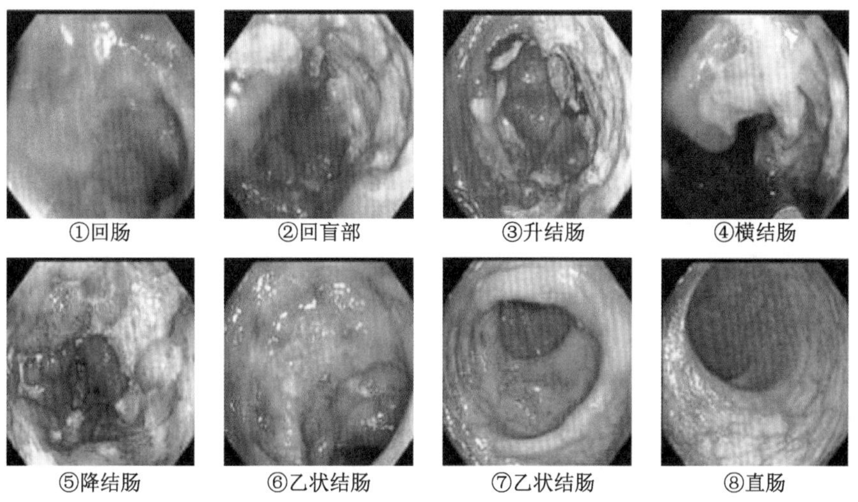

图 10－2 结肠镜

结肠镜病理（图 10－3）：升结肠针尖－粟粒大结肠黏膜组织 1 块，呈活动性慢性炎，伴表面糜烂及肉芽组织形成；降结肠粟粒大结肠黏膜组织 2 块，呈活动性慢性炎伴隐窝脓肿形成，灶性淋巴组织增生，并见少量炎性渗出物。结合免疫组化结果，提示为 EB 病毒阳性的 T 细胞病变，性质尚不清楚，建议做全身检查。免疫组化：CD3（部分＋），CD20（部分＋），CD21（FDC 网＋），Bcl-2（部分＋），Ki-67（约 10%），CD5［少部分（＋）；比 CD3 阳性数量少］，CD23（部分＋），CylcinD1（－），CD10（－），CD56（－），

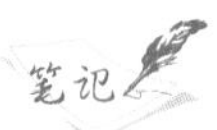

GranB（散在 +）。原位杂交：EBER（散在 +）。回盲部栗粒大结肠黏膜组织 2 块，呈活动性慢性炎伴表面糜烂及肉芽组织形成。

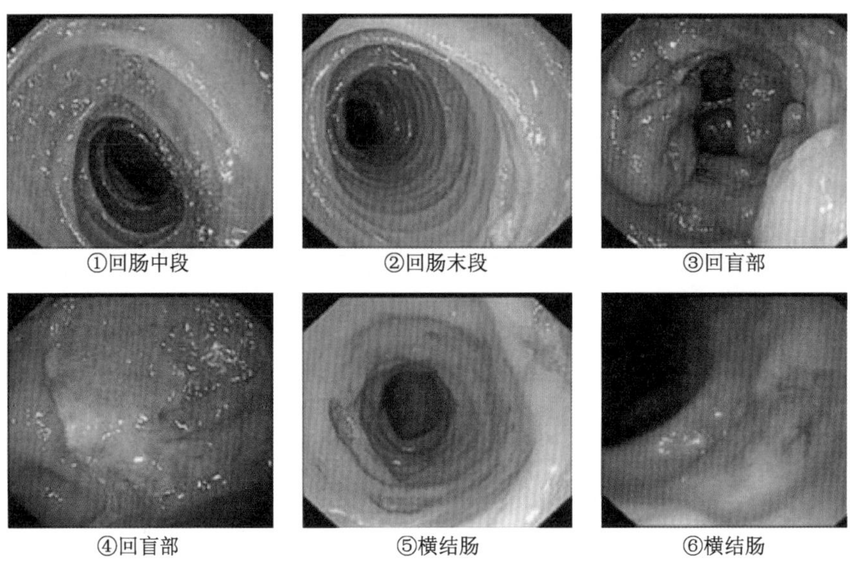

图 10－3　结肠镜病理

肠镜病理（图 10－4）：回盲部针尖－粟粒大结肠黏膜组织 2 块，呈活动性慢性炎，伴肉芽组织形成及淋巴细胞、浆细胞浸润。横结肠粟粒大结肠黏膜组织 2 块，呈活动性慢性炎，伴间质纤维组织增生、肉芽组织形成及淋巴细胞、浆细胞浸润，并见少量炎性渗出物。免疫组化：CD3（部分 +），CD20（少部分 +），Bcl-2（部分 +），Ki-67（30% +），CD5（部分 +），CylcinD1（－），Bcl-6（－），CD10（－），CD56（散在 +），GranB（±）。EB 病毒阳性。结合免疫组化结果诊断为 EB 病毒阳性局灶性淋巴组织增殖性病变。

肠镜病理结果（图 10－5）：空肠上段栗粒大小肠黏膜组织 1 块，呈慢性炎。空肠中段栗粒大小肠黏膜组织 1 块，呈慢性炎。免疫组化：CD3（部分 +），CD20（少量 +），CD21（－），Bcl-2（部分 +），Ki-67（小凹 +），CD5（部分 +），CD23（－），CylcinD1（－），Bcl-6（－），CD10（－），CD56（±），GranB（－）。EB 病毒阴性。

笔记

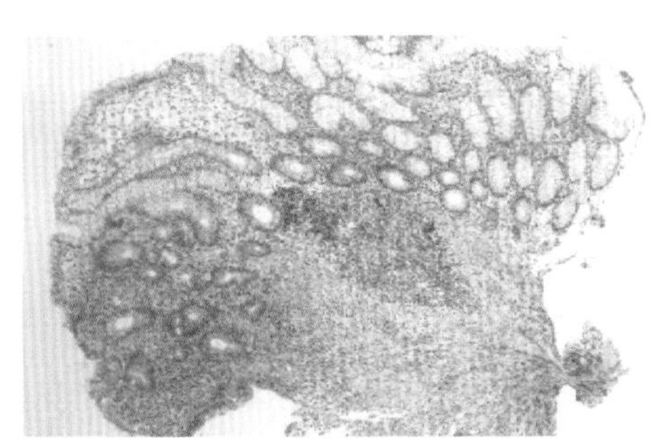

图 10－4　肠镜病理

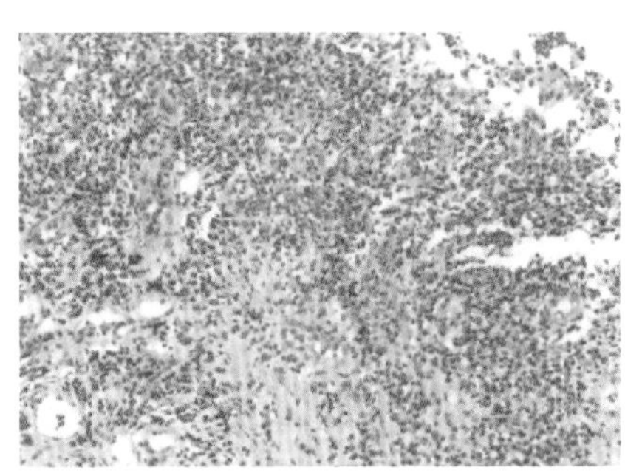

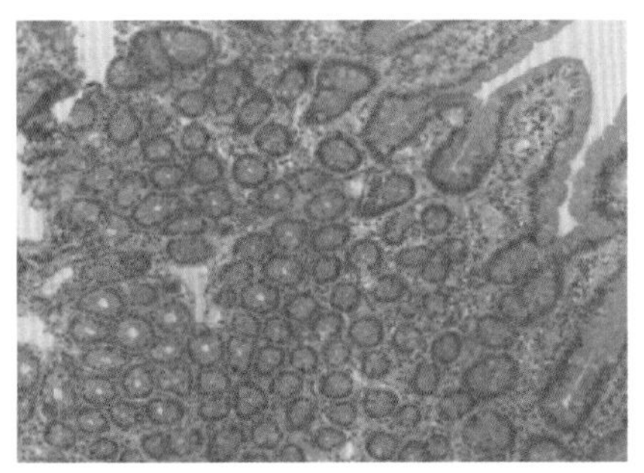

图 10－5　肠镜病理结果

胃镜（图 10－6）：内镜可见食管上中下段多发类圆形的奶酪样白色斑块，剥离斑块见其下黏膜色红，周边无充血；胃底、胃体黏膜光滑、蠕动好、色红，于胃窦、胃体部见散在点状红斑，分泌物不多，幽门圆，开放好，幽门黏膜光滑，未见充血水肿；球腔无畸形，未见溃疡，降段无异常。

【诊断】

入院诊断：发热，腹泻原因待查，炎症性肠病可能性较大，抗生素相关的腹泻？肠结核？肿瘤？

确定诊断：克罗恩病可能性大，真菌性食管炎，支原体感染，EB 病毒感染，EB 病毒相关的 T 淋巴细胞增殖性疾病。

【治疗】

1. 不考虑艰难梭菌相关性腹泻（clostridium difficile associated

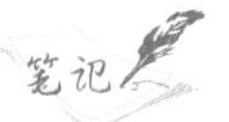

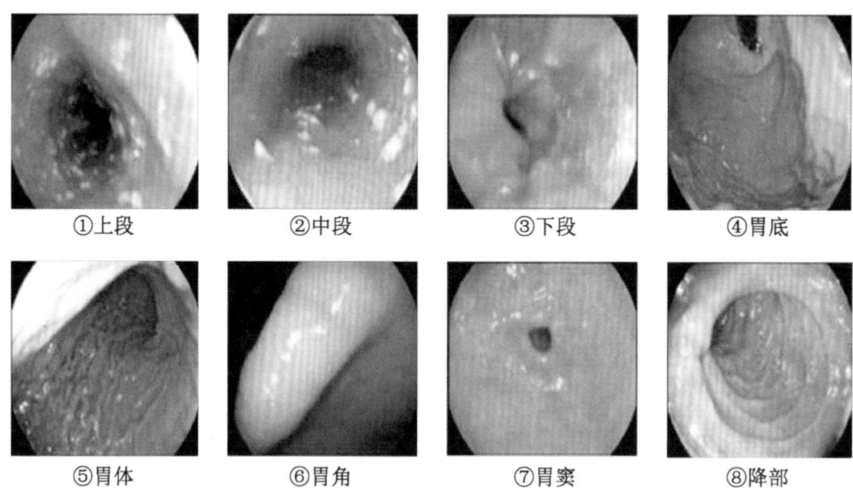

图 10－6　胃镜

diarrhea，CDAD），停用万古霉素及甲硝唑。

2. EBV－DNA 6.6 × 10^3 copies/mL，加用阿昔洛韦抗病毒治疗。

3. 请消化科会诊：诊断克罗恩病可能性大，建议加用甲强龙 40 mg qd ivgtt 治疗。定期复查肠镜。给予甲强龙 40 mg qd ivgtt 抑制炎症反应、美沙拉秦 1 g qid po 治疗。患者体温正常，腹泻消失，血象正常。

4. 请血液科会诊，考虑淋巴瘤证据不足，必要时复查 PET－CT，如有阳性发现，再取病理。

调整治疗后体温降至正常，排成形大便，1～2 次/天，无黏液及脓血。血常规：WBC 7.0 × 10^9/L，GR% 73%，HGB 99 g/L，PLT 358 × 10^9/L，CRP 6 mg/L，ESR 20 mm/h，PCT 阴性。尿常规正常。便常规：黄软便，OB（－），镜检阴性。

住院第 22 天出院，出院诊断为脓毒症、克罗恩病可能性大、泌尿道感染、肺炎支原体感染、EB 病毒感染、消化道出血、肝功能异常、贫血、低蛋白血症。

出院次日患者再次出现发热，体温 39.7 ℃，伴畏寒，来医院

笔记

就诊，就诊过程中出现鲜血便。再次住院。查血常规：WBC 10.26×10^9/L，GR% 89.7%，HGB 118 g/L，PLT 217×10^9/L，CRP 8 mg/L，ESR 20 mm/h，PCT 阴性。胸部 X 线检查未见异常。完善结肠镜、小肠镜，先后应用 L - DEP、DEP 方案化疗。

病例分析

EB 病毒在正常人群中感染率在 90% 以上，大多表现为婴幼儿时期的无症状性感染，在青少年多为自限性的传染性单核细胞增多症，极少数可转为慢性活动性 EB 病毒感染（chronic active Epstein - Barr virus infection，CAEBV）。EB 病毒相关淋巴组织增殖性疾病的英文原文是 Epstein - Barr virus associated lymphoproliferative disorders。由于 EB 病毒感染了淋巴细胞，并能在体内检测到 EB 病毒的存在，所以英文也常用 Epstein - Barr virus positive lymphoproliferative disorders（EBV + LPD）来表述，二者含义相通。EBV + LPD 不包括传染性单核细胞增多症和急性重症 EBV 感染（EBV + 噬血细胞综合征、暴发性 IM、致死性 IM、暴发性 EBV + T - LPD 等），也不包括已经明确命名的 EBV + 淋巴瘤（如结外 NK/T 细胞淋巴瘤、侵袭性 NK 细胞白血病、Burkitt 淋巴瘤、霍奇金淋巴瘤等）。EBV + LPD 目前包括：①EBV + B 细胞 - LPD：淋巴瘤样肉芽肿、EBV + 免疫缺陷相关 LPD、慢性活动性 EBV 感染 - B 细胞型、老年性 EBV + B 细胞 - LPD 等。②EBV + T/NK 细胞 - LPD：CAEBV - T/NK 细胞型、种痘样水疱病、蚊叮超敏反应等。根据 EBV + T/NK 细胞 - LPD 的发展进程，通常可分为 1 级、2 级和 3 级三个级别。第 1 级为增生性疾病，第 2 级为交界性疾病，第 3 级为肿瘤性疾病。EBV + LPD 不同于单纯的增生性疾病（如 IM）但又有重叠，也不同于典型的肿瘤

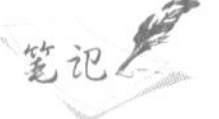

性疾病（如 NK/T 细胞淋巴瘤）但也有重叠。临床上应提高警惕，尽早识别与 EBV + LPD 相关的严重并发症发生的苗头，从而及时避免严重并发症的发生，以及在并发症发生后积极治疗挽救生命，应将这作为管控这类疾病更重要的任务。

成人 EB 病毒相关的 T/NK 细胞淋巴组织增殖性疾病（EBV + T/NK - LPD）通常具有 CAEBV 背景，部分可进展为 EBV 相关的淋巴瘤。EBV + T/NK - LPD 早期虽有感染性疾病特征，但大多呈多系统损害，临床表现多样，可呈急性或亚急性，其预后已非感染性疾病性质。成人 EBV + T/NK - LPD 发病极少。但随着近年对该疾病的进一步认识，成年病例也逐渐增多，其在疾病早期呈多系统临床表现，缺乏明确的病理组织形态学特征，极易因误诊而延误治疗，且预后极差。

2008 年 EB 病毒（EBV）淋巴增殖性疾病国际分类会议制定了 EBV + T/NK - LPD 的诊断标准草案，包括严重疾病病程（如高热、肝脾肿大等）超过 3 个月，血清 EBV 抗体滴度增高，抗 CVA - IgG > 5120；抗 EA - IgG ≥640，或抗 EBNA < 2，和（或）EBV - DNA 负荷（拷贝数）升高，有主要器官受累的组织学证据，如间质性肺炎、骨髓造血细胞减少、葡萄膜炎、淋巴结炎、持续性肝炎或脾大，受感染组织中 EBV + T/NK 细胞数量增多［EBER（+）、LMPl（+）］等。基于病理和分子生物学方面的资料提出的 EBV + T/NK - LPD 的建议分类标准，其组织可呈多形性到单形性的分级变化，但目前该病理分类在临床使用中的意义未完全确定。早期诊断极为困难。而对于那些尚未进展至肿瘤样组织学改变的部分患者，其诊断更需依赖于临床、实验室检查及病理检查。

成人 EBV + T/NK - LPD 以发热和肝脾大为主要临床表现，报道的 82 例患者的临床表现中以发热（92.7%）、肝脏肿大（79.3%）、脾脏肿大（73.2%）、肝功能异常（67.1%）、血小板减少症（45.1%）

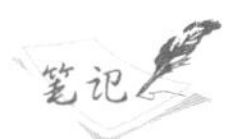

和贫血（43.9%）常见。尽管上述临床特征无特异性，但当除外其他多系统疾病后，实验室检查示外周血 EBV－DNA 持续升高、EB 病毒感染 T/NK 淋巴细胞组织浸润并有多器官进行性损伤的炎症反应综合征，可作为早期诊断的指标。上述临床表现及实验室检查相结合可能成为 EBV＋T/NK－LPD 快速诊断的方法，从而使患者获得较早的治疗时机。

本例患者为 44 岁男性，既往体健。主因发热 3 个月余，腹痛，腹泻 1 个月，最高体温 39.5 ℃，以下午和夜间为著，伴畏寒、乏力，双下肢肌肉酸痛。入院查体未见明显阳性体征。ESR 60 mm/h。腹部 CT 提示肠壁增厚，肠镜提示结肠多发溃疡（克罗恩病？淋巴瘤？肠结核?），肠镜病理提示慢性炎症。完善检查 NK 细胞活性减低，CD107a 减低，考虑原发性噬血细胞综合征、EB 病毒相关的 T 淋巴增殖性疾病。先后给予 L－DEP（培门冬酶、脂质体多柔比星、依托泊苷、甲基强的松龙）和 DEP（脂质体多柔比星、UP－16、甲泼尼龙）方案化疗。

病例点评

EB 病毒感染与很多疾病相关，如肿瘤、血液系统疾病、自身免疫性疾病。EB 病毒相关淋巴组织增殖性疾病有别于淋巴瘤，可有多系统临床表现，早期诊断极为困难，目前仍沿用 2008 年的诊断标准。化疗为主要的治疗手段。本例患者长程发热伴腹泻，结合临床表现、实验室检查及病理结果可最终确诊。

（李世荣）

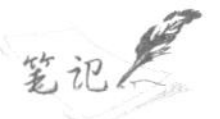

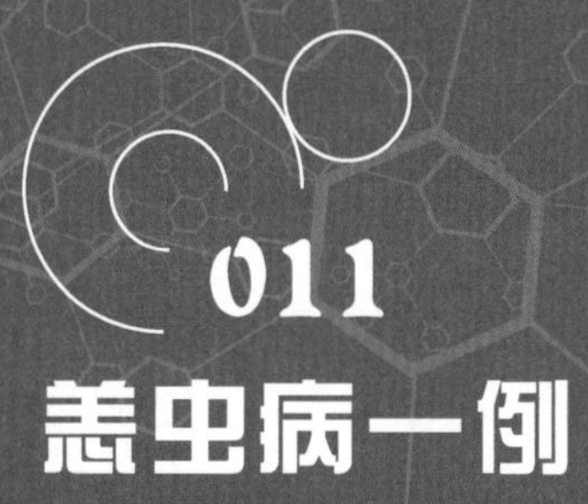

恙虫病一例

病例介绍

患者，女，39 岁，主因左下肢红斑伴发热 10 余天于 2017 年 2 月收入院。

既往史：体健，去过西双版纳旅游。

患者于入院 10 余天前，前往西双版纳旅游及熬夜后左下肢出现红斑，直径约为 1.0 cm，伴瘙痒，搔抓后出现破溃、红肿伴疼痛，并出现发热，体温最高至 38.0 ℃，就诊 10 天前出现持续性发热，体温最高至 39.6 ℃，伴畏寒、寒战，伴头晕、乏力、肌肉酸痛，无盗汗，无咳嗽、咳痰，无恶心、呕吐、腹痛、腹泻等症状，就诊于外院，考虑诊断为毛囊炎，给予中药治疗 1 天后自行停药。9 天前就诊于外院，给予注射用厄他培南、左氧氟沙星抗感染及洛

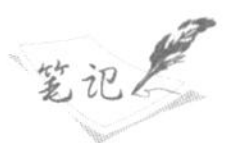

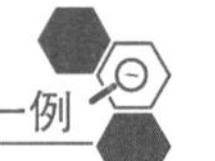

索洛芬钠退热治疗3天后，晨起体温降至37 ℃左右，午后及夜间体温仍升高，并出现全身针尖至黄豆大小皮疹，无瘙痒，触之不痛，再次就诊于外院，停用抗生素，并改为对乙酰氨基酚退热治疗，多于夜间出现发热，最高至38.7 ℃。4天前，体温再次升高，最高至40 ℃，伴畏寒、寒战、肌肉酸痛、头晕，物理降温不佳，再次就诊于外院，给予对乙酰氨基酚退热治疗，最高体温有所下降，但夜间体温仍有升高。为进一步诊治收入我科。

【体格检查】

T 36.7 ℃，P 82次/分，R 18次/分，BP 96/72 mmHg。双侧颈部、腋窝可触及多发肿大淋巴结，全身散在针尖样及黄豆大小皮疹；双肺呼吸音清；心律齐，无病理性杂音及心包摩擦音；腹软，无压痛、反跳痛及肌紧张；肝脾肾区无叩痛；双下肢无水肿及静脉曲张；左下肢有焦痂样破溃红斑。

【实验室及影像学检查】

外院血常规：WBC 3.3×10^9/L，GR% 71.8%，LY% 19.8%，PLT 175×10^9/L，CRP 6.4 mg/L。

外院9天前血常规：WBC 2.8×10^9/L，GR% 79.2%，LY% 14.7%，PLT 134×10^9/L，CRP 14.9 mg/L。

外院4天前血常规：WBC 3.40×10^9/L，GR% 78.8%，LY% 16.2%，HGB 130 g/L，PLT 126×10^9/L。生化：ALT 129 U/L，K^+ 3.4 mmol/L，ESR 27 mm/h。CMV-DNA、EBV、麻疹病毒、甲流均为阴性。胸部CT：右肺上叶及左肺下叶微结节影，右肺下叶钙化灶。

住我院后相关辅助检查

血常规+C反应蛋白：WBC 8.13×10^9/L，LY% 42.6%，GR% 53.2%，RBC 3.69×10^{12}/L，HGB 109 g/L，PLT 254×10^9/L，

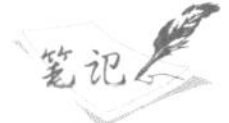

CRP 5 mg/L。

感染相关检查：内毒素：正常。PCT：0.69 ng/mL。呼吸道病原学 IgM 九联检测：腺病毒 IgM（+）。真菌 1，3-β-D-葡聚糖检测：<60 pg/mL。抗结核抗体试验：阳性。ESR：39 mm/h。

风湿免疫方面：ANA 抗体谱：+1：160（斑点）；+1：80（胞浆）。抗 ENA 抗体：阴性。ANCA：阴性。免疫球蛋白+补体等无异常。

铁蛋白：311.80 ng/mL。

其他少见病原：流行性出血热 IgM+IgG 抗体检测：阴性。肥达试验、外斐反应：阴性。布氏杆菌虎红试验、流行性出血热抗体试验：阴性。杜氏利什曼原虫 IgG 抗体：阴性。

腹部 B 超：未见明显异常。双颈部及双腋窝超声：多发低回声结节，考虑反应性增生淋巴结。

入院后结合病史考虑不除外虫媒型疾病。检测恙虫病抗体示 IgM（+）、IgG（+）。

【诊断】

初步诊断：发热伴皮疹原因待查，肺部感染？肝功能异常，肝小囊肿，低钾血症，低钠血症。

确定诊断：恙虫病。

【治疗】

应用左氧氟沙星、米诺环素治疗后患者体温正常。

病例分析

恙虫病又名丛林斑疹伤寒，是由恙虫病东方体引起的自然疫源性疾病。临床特征为突然起病、发热、叮咬处有焦痂或溃疡、淋巴

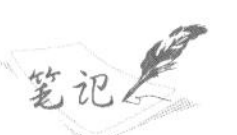

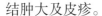

结肿大及皮疹。

流行病学特点：①传染源：鼠类，其他动物。②传播媒介：恙螨（Chigger）。③传播途径：恙虫病东方体的恙螨幼虫叮咬。④易感人群：普遍易感，野外工作者（田间劳作、伐木、筑路工人等）、野外训练部队、野外旅游者。⑤流行地区：热带、亚热带，我国西南部（西藏、青海、内蒙古、宁夏）。⑥流行特征：散发于夏秋季（6—8 月），高峰在秋冬季（10—11 月）。

诊断标准：1. 流行病学史：发病前3 周内曾在或到过恙虫病流行区，并有野外活动史，主要有田间劳作、农村垂钓、野营训练、草地坐卧、接触和使用秸秆等。2. 临床表现：2.1 发热；2.2 淋巴结肿大；2.3 皮疹；2.4 特异性焦痂或溃疡。3. 实验室检查：3.1 外斐反应阳性：单份血清 OXK 效价≥1∶160；3.2 间接免疫荧光试验阳性：3.3 双份血清 IgG 抗体滴度4 倍及以上升高；3.4 PCR 核酸检测阳性；3.5 分离到病原体。疑似病例：具备 1 和 2.1，加 2.2、2.3 任何一条，且明确排除其他疾病；或无法获得明确的流行病学史，在流行季节同时具备 2.1、2.2 和 2.3 三项。临床诊断病例：疑似病例加 2.4；或同时具备 1、2.1、2.4 三项。实验室诊断病例：疑似病例加 3.2、3.3、3.4 中的任何一项；或临床诊断病例加 3 中的任何一项。

治疗：恙虫病东方体为专性细胞内寄生，应选用脂溶性抗生素。β-内酰胺类抗生素及氨基糖苷类对恙虫病的治疗无效。目前临床上较常应用的抗生素有多西环素、大环内酯类、喹诺酮类和氯霉素，一般以多西环素为首选，疗程均为 7～10 日，疗程短于 7 日者，可出现复发。复发者疗程宜适当延长 3～4 日。

本例为 39 岁女性，既往体健，有西双版纳旅游史，但无明确的蚊虫叮咬史。旅行结束后的第 10 天，开始发热，Tmax 39.6 ℃，

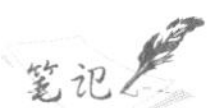

伴皮疹（左下肢红斑）、畏寒、寒战、头晕、乏力、肌肉酸痛。后期表现为全身针尖样及黄豆大皮疹，无瘙痒，左下肢焦痂样破溃红斑。入院查体可见上述皮疹，浅表淋巴结肿大（双颈、腋窝）。辅助检查提示恙虫病抗体 IgM（+）、IgG（+），血象（WBC，GR%）不高，CRP 正常，有轻度贫血，血腺病毒 IgM（+），血沉轻度增快，血清铁蛋白 311.80 ng/mL，血清病原学相关检查（流行性出血热、HIV、杜氏利什曼原虫等）结果为阴性。影像学检查（胸部 CT、腹部 B 超）未见明确的感染病灶，仅见淋巴结反应增生。风湿免疫学检查血 ANA 抗体谱：+1∶160（斑点）；+1∶80（胞浆）。抗 ENA 抗体：阴性。ANCA：阴性。故主要诊断考虑为恙虫病、病毒感染，给予左氧氟沙星、米诺环素治疗后，体温正常，病情好转。

病例点评

恙虫病为立克次体感染的一种，为自然疫源性疾病，有流行病学史，发热伴特征性皮肤焦痂，结合血清免疫学检查可诊断，米诺环素及多西环素治疗有良好的效果。近年在北京的平谷地区较为常见。故有上述情形者应考虑本病。

（胡　岚）

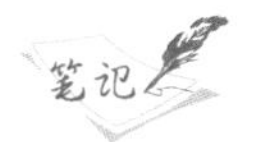

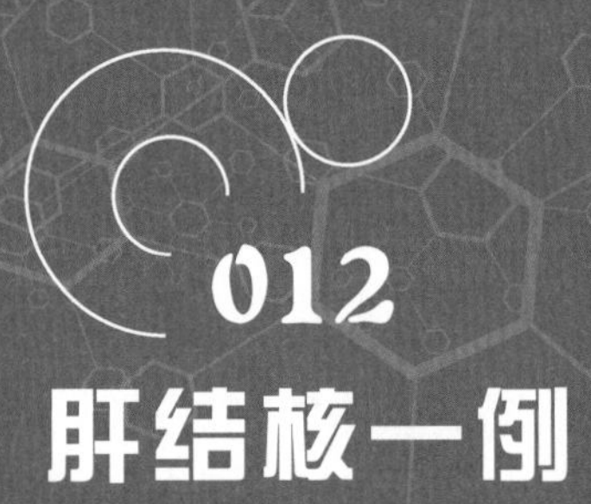

012 肝结核一例

病例介绍

患者，女，65 岁。发热两月余，于 2017 年 12 月收入院。入院前 2 个月患者因急性非淋巴细胞白血病于外院化疗过程中出现发热，体温波动在 38～39 ℃，无畏寒、寒战，无咳嗽、咳痰，无盗汗，无腹痛、腹胀、腹泻，无尿频、尿急、尿痛，无皮疹，无体重减轻。

既往史：高血压 10 余年，血压最高 180/110 mmHg，目前使用硝苯地平、酒石酸美托洛尔降压。发现急性非淋巴细胞白血病 5 年，间断化疗。发现 2 型糖尿病 2 年，血糖控制可。无特殊家族史。

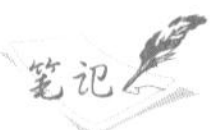

外院查胸部 CT 提示双肺感染，痰培养提示白假丝酵母菌感染。先后给予伏立康唑、注射用醋酸卡泊芬净、美罗培南、利奈唑胺、替加环素等治疗。患者肺部病变吸收，复查骨髓象显示急性髓系白血病完全缓解骨髓象。但患者体温仍波动在 38～39 ℃，给予地塞米松 2 mg qd 静脉滴注，可退热，减至 1 mg qd 后体温复升至 38～39 ℃。患者从外院出院，出院后口服新癀片、布洛芬等退热，体温仍波动在 38～39 ℃。为进一步治疗来我科住院。

【体格检查】

入院查体：T 36.7 ℃，P 80 次/分，R 20 次/分，BP 120/80 mmHg。颈淋巴结未触及肿大，咽部无充血。心肺腹（－）。双下肢轻度水肿，双侧肢体肌力及肌张力正常。

【实验室及影像学检查】

病程中当地医院辅助检查

血常规：WBC 0.43 $\times 10^9$/L，PLT 12 $\times 10^9$/L，GR% 0.04%。（化疗过程中）胸部 CT（图 12－1）：双肺感染。痰培养：白假丝酵母菌感染。

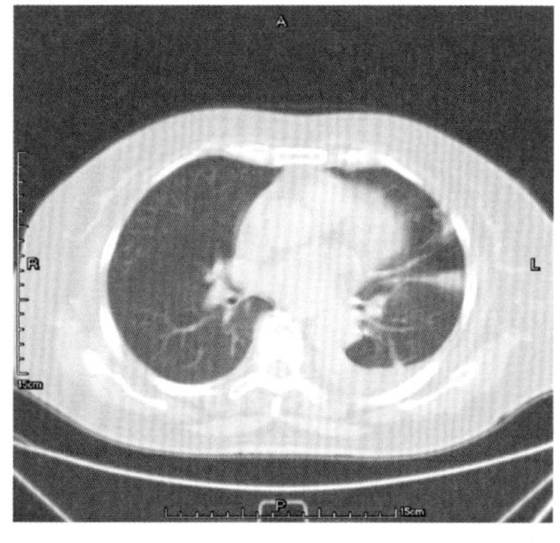
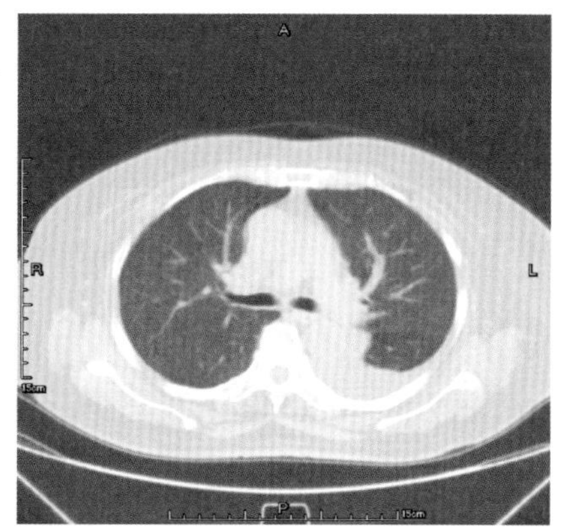

图 12－1　胸部 CT

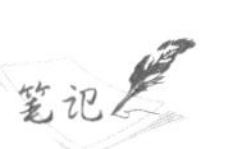

病程中复查血常规：WBC 10×10^9/L，PLT 124×10^9/L，GR% 83%。

予我科住院后辅助检查

血常规 + C 反应蛋白：WBC 8.68×10^9/L，GR% 74.0%，RBC 2.44×10^{12}/L，HGB 74 g/L，PLT 84×10^9/L，CRP 125 mg/L↑。血分片：NS 77%，LY 15%。尿常规正常。

感染相关检查：ESR 104 mm/h，PCT 0.11 ng/mL，铁蛋白 2630 ng/mL，多次血培养均阴性。

病原学检查：真菌：真菌 1，3-β-D-葡聚糖检测：381.3 pg/mL。GM 试验：阴性。病毒七项：阴性。EB 病毒核酸探针检测（PBMC）：8.58×10^3 copies/mL，巨细胞病毒 0，EB 病毒 0。

寄生虫：便找寄生虫卵：未见虫卵。囊虫抗体：阴性。肝包虫抗体：阴性。

结核：结核感染 T 细胞检测：阴性。抗结核抗体：阴性。痰、尿找结核：阴性。胸水 Gene Xpert：阴性。其他病原学检查、呼吸道病原学 IgM 九联检测：阴性。肺炎衣原体抗体：阴性。肺炎支原体抗体：阴性。军团菌抗体：阴性。肥达试验、外斐反应：阴性。布氏杆菌虎红试验：阴性。流行性出血热抗体：阴性。抗莱姆病抗体：阴性。尿艾迪氏计数未见明显异常。其他发热原因筛查：免疫球蛋白 + 补体：阴性；ANCA：阴性；ANA：阴性；ENA：阴性。淋巴细胞亚群：$CD4^+$ 18.43%，$CD8^+$ 64.21%。

肿瘤标志物：CA125 38.10 U/mL。

影像学：腹部 B 超：肝内多发低回声区，肝内钙化灶，脾大。胸腔积液 B 超：左侧胸腔积液最深 2.4 cm。

胸腔积液培养：沃氏葡萄球菌，药敏结果示对万古霉素敏感。

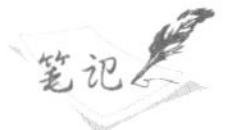

胸腔积液涂片：可见淋巴细胞、中性粒细胞、巨噬细胞及间皮细胞。

第1次肝脏穿刺病理回报：送检组织未见非淋巴细胞白血病肝内浸润病理表现。病理诊断：肝内铁沉积，继发性血色病可能性大；轻度脂肪肝。

骨穿组织病理（图12－2）：骨穿组织一条，长0.4 cm，直径0.2 cm。镜检：骨髓增生低下，造血组织约占10%，三系细胞可见，巨核系散在分布，偶见异形形态巨核系细胞。免疫组化染色：MPO部分(+)，CD17部分(+)，CD61 1～2个/HPF，CD20散在少许(+)，CD3散在少许，CD34偶见(+)，CD117偶见(+)，PAX-5偶见(+)，CD5散在少许(+)，CD56(－)。原位杂交：EBER(－)。病理诊断：增生低下骨髓象，偶见异常形态巨核系细胞。

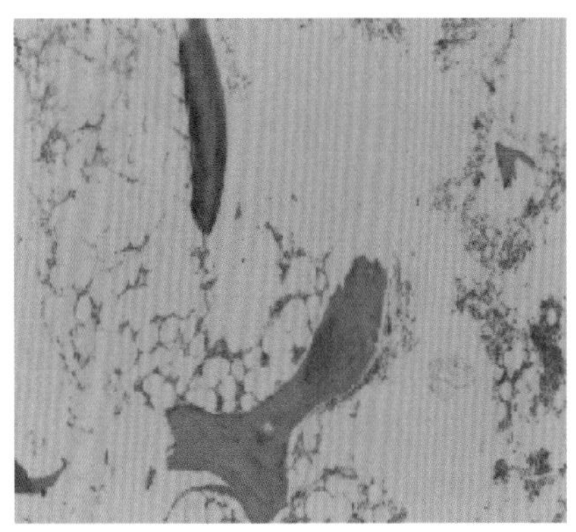
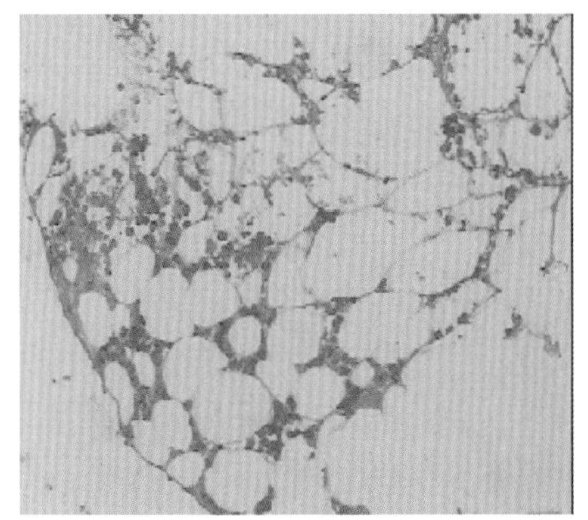

图12－2　骨穿组织

第2次肝脏穿刺病理（图12－3）：镜下可见肝细胞疏松水肿，细胞内Fe颗粒沉积，少数肝细胞大泡性脂肪变性，范围<5%。肝穿组织两端可见均质、无定型坏死物质，符合干酪样坏死，偶见上皮样肉芽肿形成。

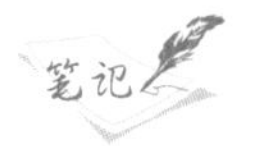

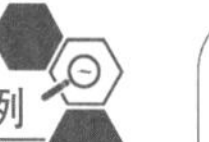

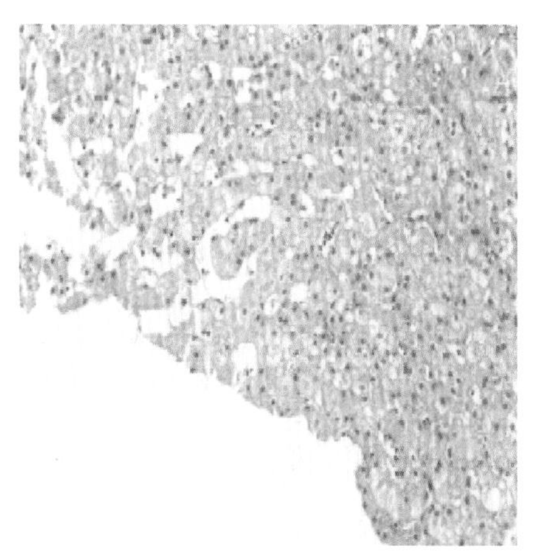
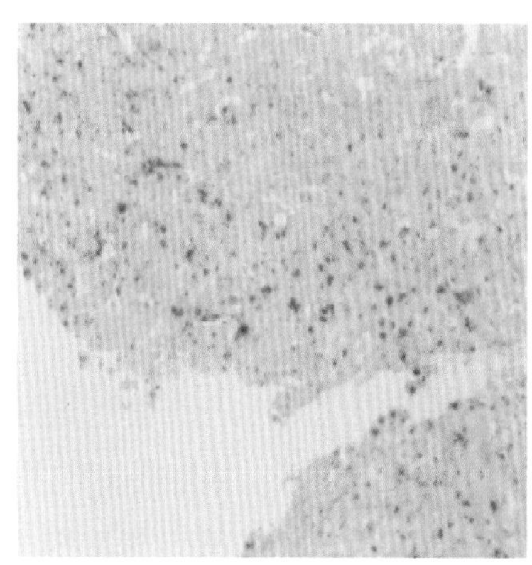

图 12－3 肝穿病理

【诊断】

入院后初步诊断：发热待查，急性非淋巴细胞白血病，高血压，2 型糖尿病。

最终诊断：肝结核可能性大。

【治疗】

先后给予哌拉西林钠他唑巴坦钠、依替米星、亚胺培南西司他丁钠、万古霉素、氟康唑、泊沙康唑等抗细菌及真菌治疗，效果欠佳。体温无明显变化。再次行肝脏穿刺，病理：镜下肝细胞疏松水肿，细胞内 Fe 颗粒沉积，少数肝细胞大泡性脂肪变性，范围 < 5% 。肝穿组织两端可见均质、无定型坏死物质，符合干酪样坏死，偶见上皮样肉芽肿形成。六胺银染色未见真菌，抗酸染色未见典型分枝杆菌。结核分枝杆菌核酸检测强阳性。给予抗结核药物治疗后，体温正常。随访 3 个月，体温均正常。

病例分析

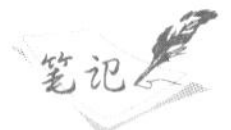

有文献报道，对于肝结核的病理诊断，抗酸染色敏感性仅为

25%，组织切片干酪样坏死的阳性率为68%，抗酸杆菌核酸检测敏感性为86%。肝结核明确诊断主要依靠活检病理、抗酸染色及结核PCR检测，其中结核PCR检测敏感性最高。肝结核的治疗并不困难，且预后较好。

本例患者长程发热，病程中有中性粒细胞缺乏症病史。多次入院不能明确诊断，正规抗细菌及真菌等治疗无效。针对结核的实验室检查均为阴性。仅影像学可见肝脾低密度灶，影像上难以与白血病肝脾浸润及真菌感染相鉴别。但骨髓检查提示白血病无复发迹象。真菌1，3-β-D-葡聚糖检测：381.3 pg/mL，故给予长达3周的正规抗真菌治疗无效。为进一步明确肝脏病灶性质，行第2次肝穿刺活检病理检查，结果提示结核分枝杆菌核酸检测强阳性。患者经抗结核治疗后症状明显缓解。

病例点评

肝结核临床上较少见，多由于免疫力下降才易发生。肝结核为结核病全身性播散之局部表现，患者常同时患肺结核或肠结核。结核菌可经血行、淋巴及直接侵犯等途径进入肝脏。一般不出现肝病的临床症状，经过抗结核治疗肝内结核可随之治愈。因缺乏特异的症状和体征，故临床误诊、误治率较高。

（胡　岚）

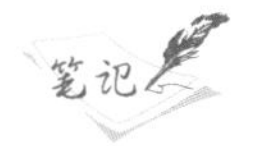

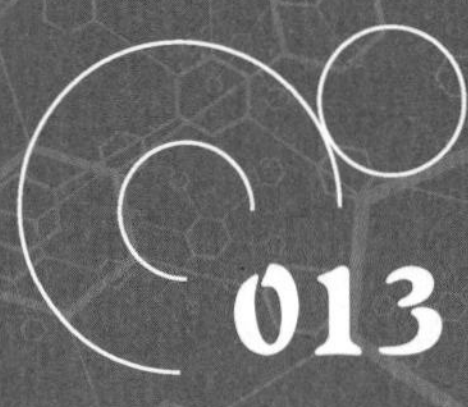

013 解没食子酸链球菌菌血症一例

病例介绍

患者，男，55 岁。主因发热 9 天入院。

既往史：体健，有吸烟、饮酒史。否认高血压、糖尿病等病史。

患者于入院 9 天前无明显诱因出现发热，以夜间为著，最高体温 40 ℃，伴畏寒、无寒战，无其他伴随症状。7 天前无诱因症状加重，体温最高 40 ℃，伴畏寒、寒战，呈弛张热，以下午及夜间为著，伴食欲减退、乏力，余无不适。就诊当地镇卫生所，静脉滴注抗生素治疗（具体用药不详），疗效差。4 天前就诊于外院，查血常规：WBC 8.9×10^9/L，GR% 74%，胸部 X 线检查显示双肺纹理增强、紊乱。诊断为上呼吸道感染，给予静脉滴注左氧氟沙星、阿

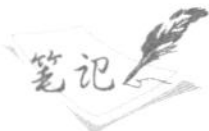

奇霉素、利巴韦林、喜炎平治疗，症状无改善。1 天前复查血常规：WBC 10.1 × 10^9/L，GR% 82%，患者仍高热，体温波动于 39 ~ 40.5 ℃，为进一步诊治收入我科。

【体格检查】

T 36.7 ℃，R 18 次/分，P 80 次/分，BP 150/90 mmHg，双肺呼吸音粗。其余查体未见明显异常。

【实验室及影像学检查】

病程中外院检查

血常规：WBC 8.9 × 10^9/L，GR% 74%。胸部 X 线检查示双肺纹理增强、紊乱。

病程中入院前 1 天检查

血常规：WBC 10.1 × 10^9/L，GR% 82%。

住我院后检查

入院后反复多次查血常规，白细胞波动于（6.1 ~ 16.7）× 10^9/L，GR% 83.6% ~ 89.4%，CRP 106 ~ 160 mg/L。

病毒九项：阴性。EB 核酸 DNA：阴性。CMV-DNA：阴性。肺炎支原体抗体、肺炎衣原体抗体、军团菌抗体均为阴性。铁蛋白：265 ng/mL。抗结核抗体：阴性。结核感染 T 细胞检测：阴性。48 小时 PPD：阴性。

肿瘤标志物：CA199 > 1200 U/mL（参考范围：0 ~ 37 U/mL），CA125 247.9 U/mL（参考范围：0 ~ 37 U/mL），CEA 11.42 ng/mL，NSE 16.31 ng/mL。

血培养：解没食子酸链球菌。对左氧氟沙星、红霉素、克林霉素耐药，对万古霉素、头孢噻肟、利奈唑胺敏感。

胸部 CT 平扫 + 高分辨（图 13 - 1）：双下肺野改变，考虑炎症可能。

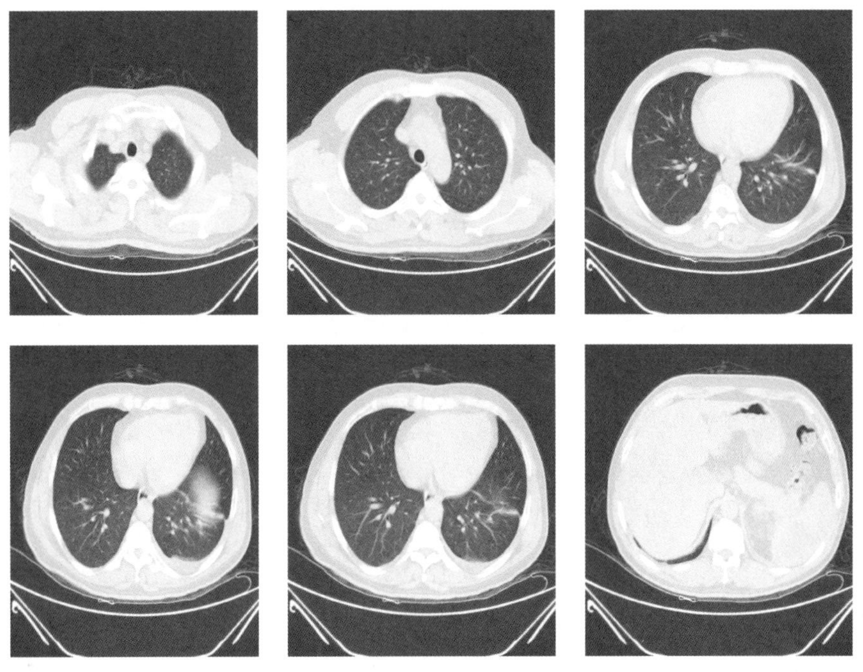

图 13－1 胸部 CT 平扫＋高分辨

腹部 B 超：脾厚 5.2 cm，脾实质回声不均匀，内见 5.7 cm×5.8 cm 低回声区，形态不规则，内见多发点状强回声，未见血流信号。

超声心动图：未见明显异常，瓣膜未见赘生物。

腹部 CT 结果（图 13－2）：胰尾处恶性占位可能，累及脾门可能。

B 超引导下脾脓肿穿刺液常规：比重＞1.018，李凡它试验阳性，红、白细胞满视野。穿刺液培养：解没食子酸链球菌。

北京某医院核磁：胰腺体尾部占位，考虑胰腺癌可能大，侵及脾门及相邻结肠壁。肝多发结节，考虑转移。脾脏多发灌注不匀区，其内长 T2 信号灶，不除外脓肿。

【诊断】

初步诊断：发热待查。

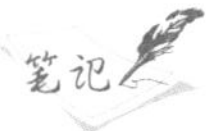

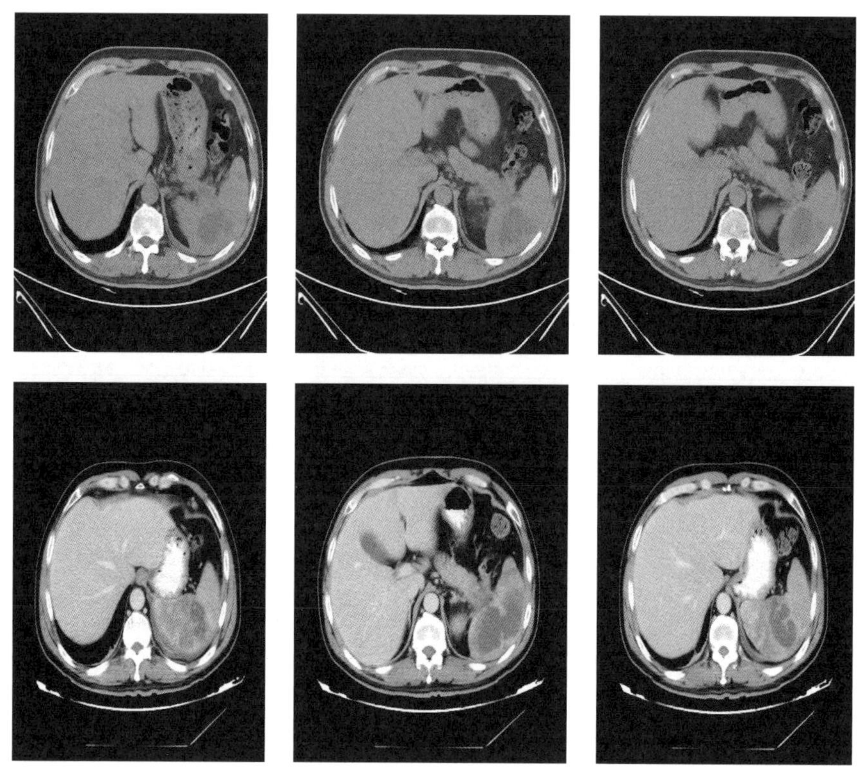

图 13－2　腹部 CT

最终诊断：解没食子酸链球菌菌血症，脾脓肿，胰腺癌。

【治疗】

入院先后予以哌拉西林钠他唑巴坦钠、阿奇霉素、亚胺培南西司他丁钠治疗，口服新癀片、消咳喘片、乙酰半胱氨酸，应用还原型谷胱甘肽保护肝功能，效果不佳。入院第 6 日出现左季肋处胀痛。

入院第 7 日行 B 超引导下脾脓肿穿刺术，抽出暗红色浑浊液体共约 50 mL，送病理检查：可见大量嗜中性粒细胞及组织细胞，考虑为化脓性炎症。当天体温较前下降，最高 38.5 ℃。继续行抗感染治疗，间断 B 超引导下脾脓肿穿刺引流，体温正常 1 周后因胰腺占位转至普外科预行手术，患者家属拒绝肿瘤化疗建议，继续抗炎

笔记

2周后出院，自行去往肿瘤医院就诊。最终患者及家属放弃化疗，于2013年6月患者去世。

病例分析

1980年Herrington P等首次报道牛链球菌脓毒症与胰腺癌的病例。Gold JS等人回顾性研究报道在解没食子酸链球菌菌血症患者中，29%伴有结肠外肿瘤：胆囊、胰腺、十二指肠、子宫、卵巢、肺、造血系统。其中解没食子链球菌感染与癌症发生相关机制尚不明确，细菌导致组织癌变一般通过2种途径：慢性炎症刺激和促癌代谢产物的产生。相关动物实验证实解没食子酸链球菌细胞壁抗原能导致大鼠结肠肠黏膜中炎症因子大量释放，提示这种慢性炎症反应在结肠黏膜癌变过程中起促进作用。加之结肠癌患者结肠微血管壁损伤及血管通透性增加，导致菌血症发生。结合本病例分析及相关文献实验，证实恶性肿瘤可能是解没食子酸链球菌菌血症的共有表现。因此，临床工作者应特别注意胃肠道内外肿瘤是否伴有解没食子酸链球菌菌血症。本例患者最终诊断为解没食子酸链球菌血症、脾脓肿、胰腺癌，以不明原因发热为首发表现及首诊症状。

本例患者为55岁男性，主因发热9天入院。既往体健，有吸烟史。患者无明显诱因发热，以夜间显著，最高体温40℃，伴畏寒。7天前症状加重，伴畏寒、寒战、呈弛张热，以下午及夜间为著。伴食欲减退，乏力。实验室检查示白细胞波动于（6.1～16.7）$\times 10^9$/L，GR% 83.6%～89.4%，CRP 106～160 mg/L。血培养：解没食子酸链球菌。肿瘤标志物：CA199 > 1200 U/mL（参考范围：0～37 U/mL），CA125 247.9 U/mL（参考范围：0～37 U/mL），CEA 11.42 ng/mL，NSE 16.31 ng/mL。胸部CT示双下肺炎症。腹部核磁：胰尾处有占

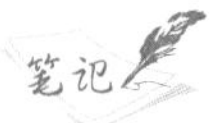

位，侵及脾门及相邻结肠壁；肝多发结节；脾区多发灌注不均匀。故诊断为解没食子酸链球菌菌血症、脾脓肿、胰腺癌。给予抗炎药物及化疗，效果欠佳。最终家属放弃治疗，患者离世。

病例点评

本例患者以发热为首发症状，经验性抗生素治疗无效，入院多次抽血化验未能明确病因。于患者出现左季肋部胀痛时行腹部 B 超及脓肿穿刺才确诊，提示临床工作中应注意对患者进行细致的问诊及体格检查，并密切观察患者临床症状表现的改变。

临床发热原因很多，但大致上可分为 4 大类：①感染性疾病：长期以来一直是引起不明原因发热的最主要的病因，以细菌引起者占多数，病毒次之。②结缔组织 - 血管性疾病。③肿瘤性疾病。④其他：可见于肉芽肿性疾病、药物热、伪装热、家族性地中海热（FMF）及周期热。临床对待发热为首诊症状的疾病，经验性抗生素治疗必不可少，同时配合积极临床检验检查，可避免抗生素滥用。

（苏艳丽　谷培云）

014

替加环素成功治疗耐药菌血流感染一例

病例介绍

患者，男，83 岁。主诉：间断腹痛、发热、黄疸 9 年，再次发作 2 周。

既往史：2003 年因胆囊结石行开腹胆囊切除术。

2010 年就诊于北京某三甲医院诊断为胆总管结石，予 ERCP 取石后好转。此后上述症状间断发作 2 次，均就诊于该医院给予对症输液治疗（具体不详），症状好转后出院。2012 年 2 月 29 日于外院行 MRCP 显示肝内胆管扩张，以左肝内胆管及肝总管扩张为主，胆总管上段内可见椭圆形异常信号影，边缘光滑清楚，大小约 15 mm × 12 mm × 13 mm，杯口状充盈缺损，胆总管宽约 11.8 mm，诊断胆总管上段结石。为进一步诊治，2012 年 3 月 14

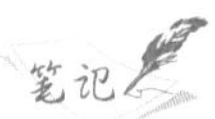

日来我院就诊。

【体格检查】

T 36.7 ℃，R 18 次/分，P 60 次/分，BP 130/60 mmHg。神清，精神可。心肺(－)。中腹部见一长约 18 cm 陈旧性手术瘢痕。腹软，全腹无压痛、反跳痛及肌紧张，肝脾区叩痛阴性，墨菲征(－)。肝脾肋下未及，肠鸣音 4 次/分，双下肢无明显水肿。

【实验室及影像学检查】

血常规（2012 年 3 月 14 日）：WBC 4.60×10^9/L，GR% 59%，RBC 4.70×10^{12}/L，HGB 143 g/L，PLT 66×10^9/L。

胸部 X 线检查（图 14－1）：双下肺斑点影。

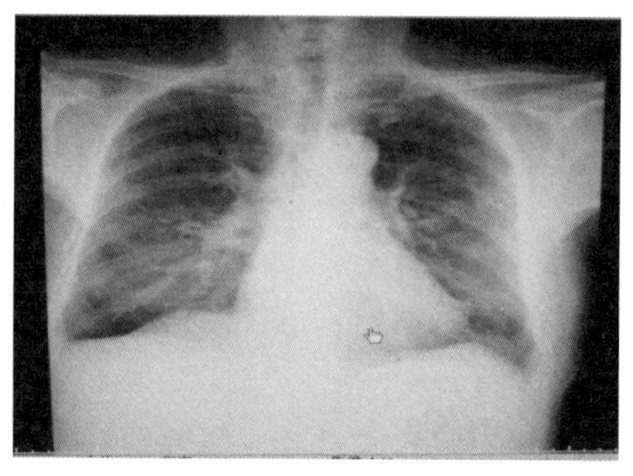

图 14－1 胸部 X 线

血培养：肺炎克雷伯菌阳性，KPC 酶阳性。血常规（2012 年 3 月 14 日）：血小板 33×10^9/L。血气分析：氧合指数 240 mmHg。

【诊断】

入院诊断：胆道感染？医院获得性肺炎？

最终诊断：菌血症（耐药肺炎克雷伯菌感染）。

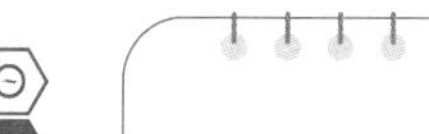

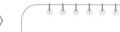

【治疗】

（1）2012 年 3 月 15 日

于我院内镜中心行 ERCP + 球囊扩张 + 取石 + ENBD 术。术中粗略观察球腔散在溃疡，清扫胆管，取出结石 1 块，鼻胆引流管至胆总管上段，胆汁引流通畅，手术过程顺利，术后安返病房。

（2）2012 年 3 月 23 日

患者无明显诱因出现寒战、发热，体温最高 40.5 ℃，不伴腹痛等不适。

查体：左下肺湿性啰音，心腹（－）。

血培养：肺炎克雷伯菌阳性，KPC 酶阳性（丁胺卡那、妥布霉素敏感）。注：当时我院微生物室尚不能做该菌对替加环素的敏感性检测。

治疗方案：①左氧氟沙星、盐酸莫西沙星；②亚胺培南西司他丁钠 + 依替米星。

（3）2012 年 3 月 27 日

治疗方案：①替加环素 50 mg q12h（首次剂量加倍）+ 依替米星；②丙种球蛋白；③无创高频通气；④新鲜冰冻血浆。

（4）2012 年 3 月 28 日

体温最高 36.9 ℃，间断咳痰，痰液黏稠。

查体：双肺散在哮鸣音，双下肺散在湿性啰音。

治疗方案：替加环素 + 依替米星。

（5）2012 年 3 月 28 日至 4 月 3 日

患者体温正常。

（6）2012 年 4 月 9 日

血培养未见细菌生长。

（7）2012 年 4 月 10 日

查痰培养未见细菌生长。因经济原因拒用替加环素，换用抗生

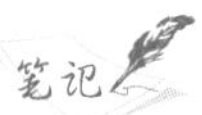

素为依替米星（已应用替加环素 12 天）。

（8）2012 年 4 月 12 日

患者于夜间再次发热。

痰培养结果：铜绿假胞菌，对环丙沙星、亚胺培南、美罗培南、注射用哌拉西林钠他唑巴坦钠、妥布霉素敏感。

治疗方案：停用依替米星，给予美洛培南 0.5 g iv q8h，建议家属同意给予患者应用替加环素，因经济因素拒绝。

（9）2012 年 4 月 12 日至 4 月 16 日

体温最高 39.4 ℃。

（10）2012 年 4 月 16 日

治疗方案：停用美罗培南，给予替加环素 + 环丙沙星治疗。

（11）2012 年 4 月 17 日

体温 36.5 ℃，神清状可。复查胸部 CT（图 14 –2）：双肺炎症改变。血培养：肺炎克雷伯菌阳性，KPC 酶阳性（丁胺卡那、妥布霉素敏感）。

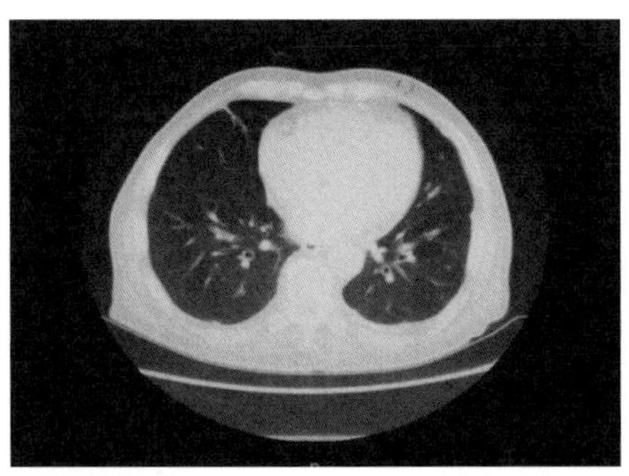

图 14 –2　胸部 CT

（12）2012 年 4 月 23 日

血培养：阴性。

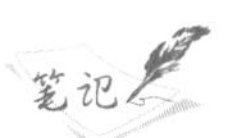

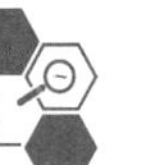

（13）2012 年 5 月 4 日

患者发热，最高体温 38.5 ℃，无寒战、喘憋，咳嗽、咳痰较前减少，痰易咳出。

（14）2012 年 5 月 5 日

患者体温 37.7 ℃，精神欠佳。

（15）2012 年 5 月 6 日至 5 月 10 日

体温：36.5 ℃。

（16）2012 年 5 月 10 日

患者无发热，少量咳嗽，咳痰，未见拉丝痰，易咳出。

查体：体温：36.2 ℃，神清状可。双下肺可闻及散在湿性啰音。心腹（－）。

辅助检查：血常规（－），胸部 X 线检查示炎症明显吸收。

治疗：患者可考虑社区输液，家属同意社区输液。

（17）2012 年 5 月 11 日出院

出院 1 周后门诊复诊：体温正常，复查胸部 X 线（图 14－3），继续应用 1 周替加环素后停药。

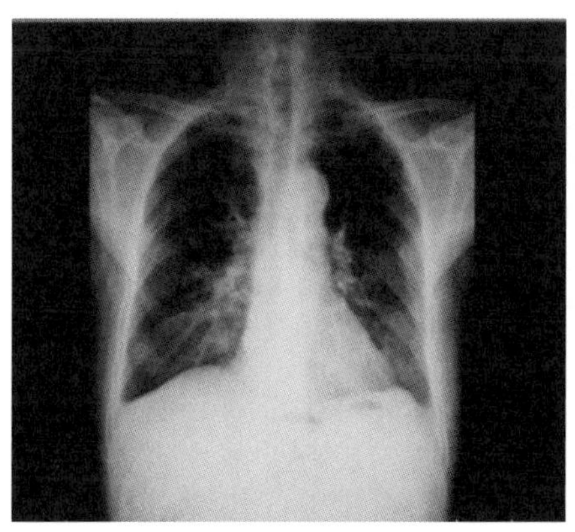

图 14－3 胸部 X 线

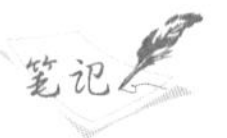

（18）2012 年 11 月 7 日

电话随访患者一般情况良好，生活自理。

患者住院期间体温变化情况如图 14－4 所示。

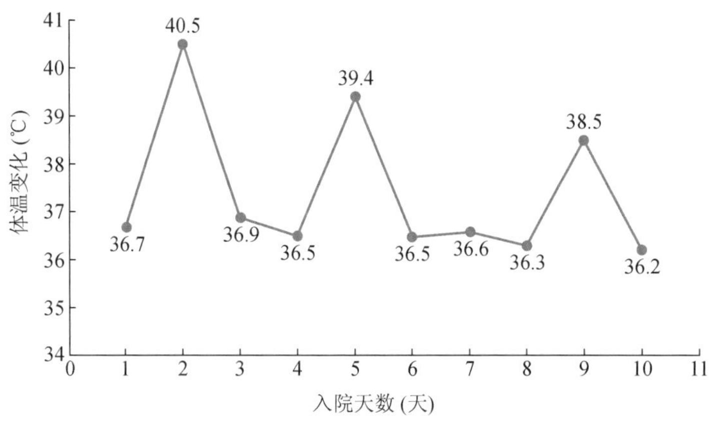

图 14－4　体温变化情况

【诊断】

入院诊断：胆道感染？医院获得性肺炎？

最终诊断：菌血症（耐药肺炎克雷伯菌感染）、肺炎。

病例分析

血流感染是最为严重的全身感染性疾病，其发病原因是各种病原菌侵入血流后生长繁殖并释放大量内毒素，引起菌血症和败血症，部分病原菌也可通过血流到达组织或器官而致病。患者主要表现为高热、寒战、皮疹、肝脾肿大等，严重者可导致休克、多脏器功能衰竭甚至死亡。多项研究表明，血流感染以革兰阴性杆菌为主。

肺炎克雷白杆菌是临床常见的革兰阴性杆菌中的肠杆菌科细菌，是院内感染同时也是社区感染常见的致病菌。此菌作为一种导

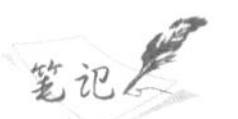

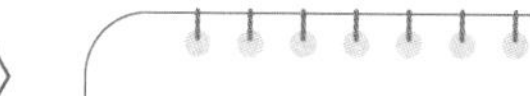

致泌尿道感染、下呼吸道感染和败血症的病原菌，能存在于肺泡内并不断繁殖，继而引发肺组织坏死和液化，并形成多发性的脓肿。

替加环素是首个应用于临床的新一代甘氨酰环类抗生素，与四环素相比，中央的骨架侧链的第9位以D环甘氨酰环代替了N－烷基－甘氨酰氨基，使其抗菌谱更广，抗菌活性较之前的四环素类更强，在人体内分布也更广，能在细胞内聚集，发挥良好抗菌效果。同时此D环甘氨酰环结构使得替加环素能够克服大多数细菌对四环素的耐药。体外药物研究发现替加环素具有广泛及良好的抗菌活性，也包括对多重耐药菌的抗菌活性。替加环素作为一种半合成的四环素类药物，在体外对产KPC病原菌表现出抗菌活性，CASTANHEIRA等总结104例产碳青霉烯酶菌株，替加环素是体外唯一保持100%抗菌活性药物。

本例患者无明显诱因出现寒战、发热，血培养结果为肺炎克雷伯菌感染后，应用替加环素联合氨基糖苷类治疗，患者症状及感染指标均好转。停药后，体温复升，血培养又为肺炎克雷伯菌感染，再次应用替加环素，体温再次恢复正常，血培养阴性，可见替加环素对治疗血流感染有效。

本例患者为83岁男性，亚急性病程。患者的血培养在48 h内回报为泛耐药的肺炎克雷伯菌感染，考虑为致病菌，不除外导管相关感染或肺来源，药敏提示为KPC阳性，故应用替加环素治疗12天，患者症状及感染指标均好转，停用替加环素改为注射用美罗培南治疗3天，患者再次出现发热，白细胞及PCT等感染指标升高，痰培养为铜绿假单胞菌，血培养为肺炎克雷伯菌感染，改替加环素联和环丙沙星抗感染治疗12天，后改为替加环素治疗6天，在此期间患者无发热，血培养阴性，感染指标降至正常。患者于入院第52天由于上呼吸道感染、肠道菌群紊乱再次出现发热，继续替加环

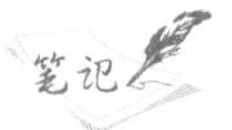

素治疗 2 天后体温恢复正常，7 天后复查血常规（－），胸部 X 线检查示炎症明显吸收，遂出院。出院后于门诊继续静脉滴注替加环素 2 周，未用其他抗感染药物，病情好转后停药，停药后随访，患者一般情况良好。本例提示，替加环素对治疗肺炎克雷伯菌感染有很好的疗效。

病例点评

本病例为一例典型耐药菌血流感染，病原学为肺炎克雷伯菌（KPC 酶阳性），考虑为胆道来源，前期应用广谱抗生素导致耐药，仅对替加环素敏感，期间痰培养为铜绿假单胞菌，考虑为应用抗生素筛选出的定植菌，故针对其的抗感染治疗无效。

（王佳旭　王　超）

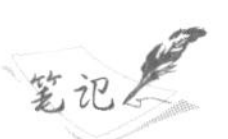

015
侵袭性肺部真菌感染一例

病例介绍

患者，男，64 岁。主诉：发热伴憋气 5 天。

既往史：重症多发性肌炎 18 个月，长期服用甲泼尼龙，每日剂量为 12 ~ 40 mg，近数月服用甲氨蝶呤。高血压病史 20 年。

患者 5 天前无明显诱因出现发热，体温 38.0 ~ 39.2 ℃，伴畏寒、寒战，每日凌晨 3 点出现发热，上午 11 点可缓解，下午、晚上体温正常。无咳嗽、咳痰等呼吸道症状，逐步出现呼吸困难。3 天前至我院急诊就诊，测体温 38.2 ℃，双肺可闻及湿性啰音。血常规：WBC 11.6 × 10^9/L，GR% 87.3%，HGB 138 g/L，PLT 315 × 10^9/L。胸部 X 线检查：双肺纹理稍强，双肺下野纹理模糊，可见大片高密度影，中纵隔可见结节状高密度影。为进一步诊治，于 2009 年

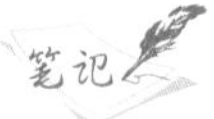

5 月 31 日收入院。患者精神差，饮食、睡眠可，二便正常，体重无明显变化。

【体格检查】

T 36.8 ℃，P 110 次/分，R 26 次/分，BP 125/80 mmHg。神志清楚，精神差，呼吸急促，双下肺可闻及明显湿性啰音。未见其余阳性体征。

【实验室及影像学检查】

（1）2009 年 5 月 31 日检查结果

血常规：WBC 12.86 × 10^9/L，GR% 83.7%，HGB 138 g/L，PLT 363 × 10^9/L。

血气分析：pH 7.425（参考值：7.35 ~ 7.45），PO_2 68 mmHg（参考值：95 ~ 100 mmHg），PCO_2 30.6 mmHg（参考值：35 ~ 45 mmHg），HCO_3^- 19.6 mmHg（参考值：22 ~ 27 mmHg），SBE −4.8 mmol/L。

ESR 47 mm/h（参考值：0 ~ 15 mm/h）。

生化：ALT 11 U/L（参考值：5 ~ 40 U/L），AST 18 U/L（参考值：8 ~ 40 U/L），ALB 30.7 g/L（参考值：40 ~ 55 g/L），Cr 8.5 μmol/L（参考值：男性血清 53 ~ 106 μmol/L），BUN 8.53 mmol/L（参考值：3.2 ~ 7.1 μmol/L），LDH 348 U/L(参考值：105 ~ 245 U/L)，CK 24 U/L（参考值：38 ~ 174 U/L），CK-MB 6 U/L，α-羟丁酸脱氢酶（α-HBDH）237 U/L（参考值：90 ~ 220 U/L）。

胸部 CT（2009 年 5 月 31 日，图 15 − 1）：双肺弥漫多形态病变，间质性肺炎合并细菌感染可能性大，请结合临床除外机会性感染。

（2）2009 年 6 月 3 日检查结果

血常规：WBC 13.9 × 10^9/L，GR% 82%，HGB 131 g/L，PLT 399 × 10^9/L。

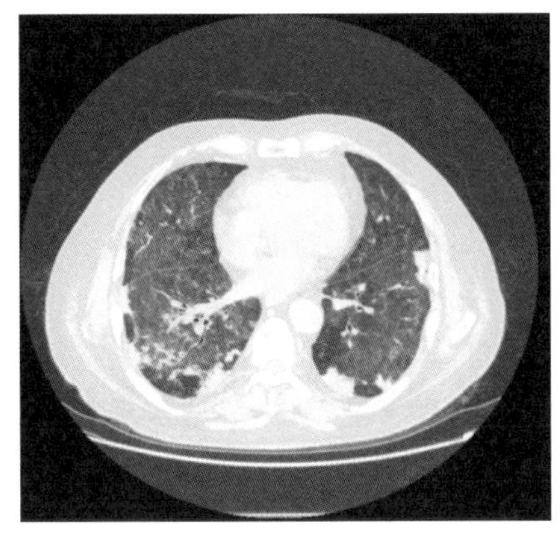
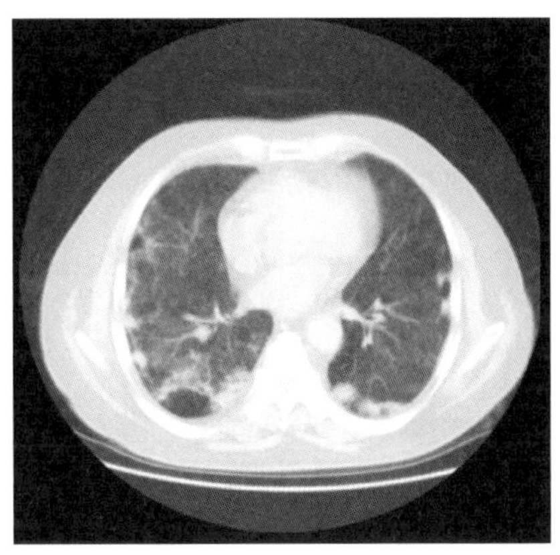

图 15－1 2009 年 5 月 31 日胸部 CT

血气分析：FIO_2 41%，pH 7.503（参考值：7.35～7.45），PO_2 46.5 mmHg（参考值：95～100 mmHg），PCO_2 21.5 mmHg（参考值：35～45 mmHg），HCO_3^- 16.5 mmHg（参考值：22～27 mmHg），SBE －6.6 mmol/L。

病毒九项：阴性。肺炎支原体、肺炎衣原体抗体：阴性。痰找结核：阴性。

痰培养：阴性。血培养：阴性。

血 1,3-β-D-葡聚糖：1727 pg/mL，明显增高。

胸部 X 线检查（图 15－2）：双肺可见多发斑片影，右肺为著，较前加重。

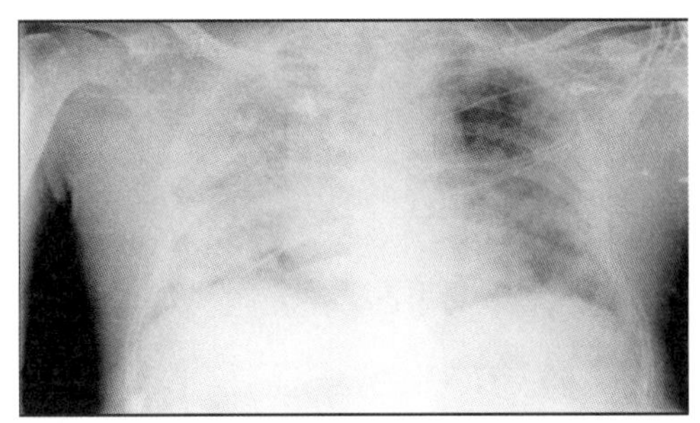

图 15－2 2019 年 6 月 3 日胸部 X 线

（3）2009 年 6 月 8 日检查结果

血常规：WBC $12\times10^9/L$，GR% 78.9%。

血气分析：面罩给氧 FIO_2 60%，pH 7.50（参考值：7.35～7.45），PO_2 113 mmHg（参考值：95～100 mmHg），PCO_2 35 mmHg（参考值：35～45 mmHg），HCO_3^- 24.9 mmHg（参考值：22～27 mmHg）。

痰培养：白色假丝酵母菌，对两性霉素、氟康唑、5-氟胞嘧啶、伊曲康唑等敏感。

GM 试验：3.83，阳性（Ⅰ>0.5）。

CMV-DNA、EBV-DNA：阴性。

耶氏肺孢子菌查包囊、肺孢子菌 PCR 检测：阴性。

胸部 X 线检查（图 15－3）：双肺可见多发斑片影，右肺为著，病变较前无明显变化。

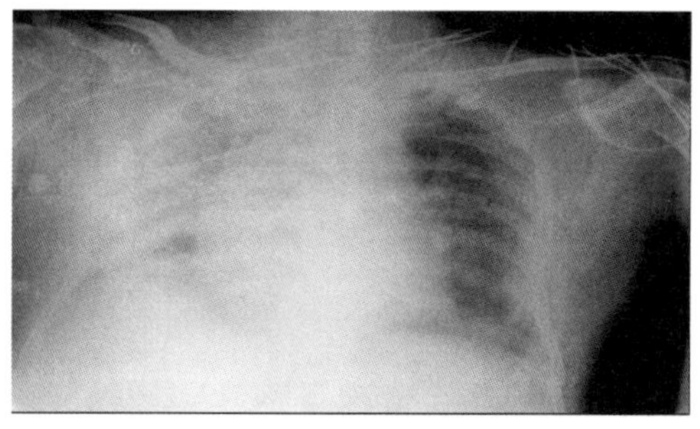

图 15－3　2009 年 6 月 8 日胸部 X 线

（4）2009 年 6 月 11 日检查结果

血常规：WBC $10.43\times10^9/L$，GR% 83.5%。

血气分析：面罩给氧 FIO_2 29%，pH 7.48（参考值：7.35～7.45），PO_2 106 mmHg（参考值：95～100 mmHg），PCO_2 34 mmHg（参考值：35～45 mmHg），HCO_3^- 25.3 mmHg（参考值：22～27 mmHg）。

血 1,3-β-D-葡聚糖：从入院时 1727 pg/mL 下降至 659.4 pg/mL。

胸部 X 线检查（图 15－4）：双肺可见多发斑片影、结节灶，

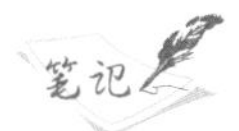

右肺为著，病变较前有所好转。

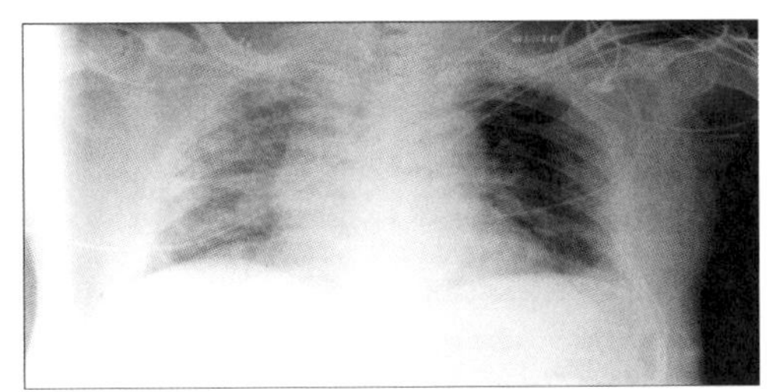

图 15-4　2009 年 6 月 11 日胸部 X 线

（5）2009 年 6 月 19 日检查结果

血气分析：鼻导管给氧 FIO_2 25%，pH 7.494（参考值：7.35 ~ 7.45），PO_2 70.4 mmHg（参考值：95 ~ 100 mmHg），PCO_2 37.5 mmHg（参考值：35 ~ 45 mmHg），HCO_3^- 28.2 mmHg（参考值：22 ~ 27 mmHg）。

GM 试验：0.319，阴性。

胸部 CT（图 15-5）：双肺弥漫多形态病变，与 2009 年 5 月 31 日胸部 CT 片对比，右肺病变增多，病变实变范围增大，左肺病变有所减少。

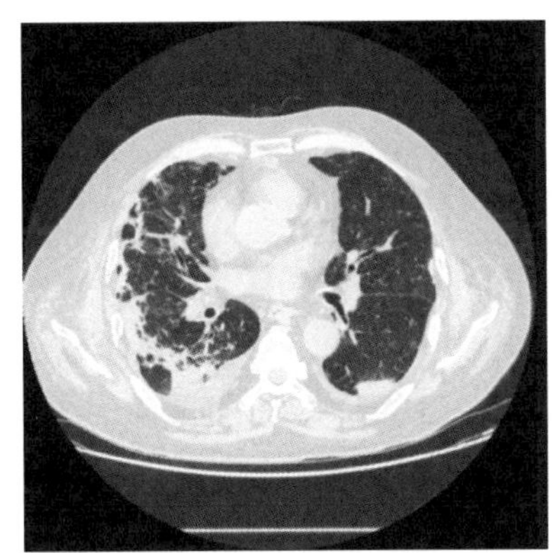

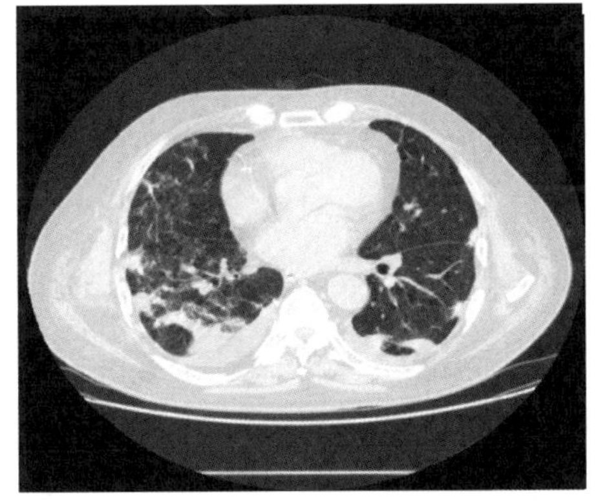

图 15-5　2009 年 6 月 19 日胸部 CT

（6）2009 年 6 月 24 日检查结果

血常规：WBC 14.47 × 10^9/L，GR% 81%。

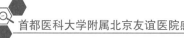

血 1,3-β-D-葡聚糖：86.31 pg/mL。

痰真菌培养：阴性。

胸部 X 线检查（图 15－6）：两肺纹理稍重模糊，肺内散在斑片灶，右侧为著。

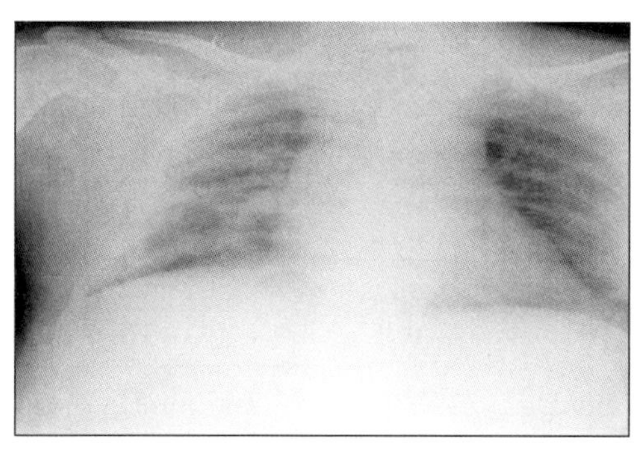

图 15－6 2009 年 6 月 24 日胸部 X 线

（7）2009 年 6 月 29 日检查结果

血常规：WBC 从 $14.47 \times 10^9/L$ 下降至 $8.56 \times 10^9/L$，GR% 78%。

血 1,3-β-D-葡聚糖：50 pg/mL。

GM 试验：0.168，阴性。

痰真菌培养：阴性。

胸部 CT（图 15－7）：双肺弥漫多形态病变，与 2009 年 6 月 19 日胸部 CT 片对比，病灶减少。

（8）2009 年 7 月 14 日检查结果

血常规：WBC $9.76 \times 10^9/L$，GR% 75.9%，HGB 116 g/L，PLT $115 \times 10^9/L$，CRP <1 mg/L，ESR 12 mm/h。

血气分析：FIO_2 25%，pH 7.435（参考值：7.35～7.45），PO_2 110 mmHg（参考值：95～100 mmHg），PCO_2 34.4 mmHg（参考值：35～45 mmHg），HCO_3^- 22.3 mmHg（参考值：22～27 mmHg）。

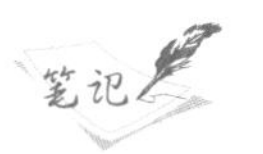

血 1,3-β-D-葡聚糖：<5 pg/mL。GM 试验：0.278，阴性。

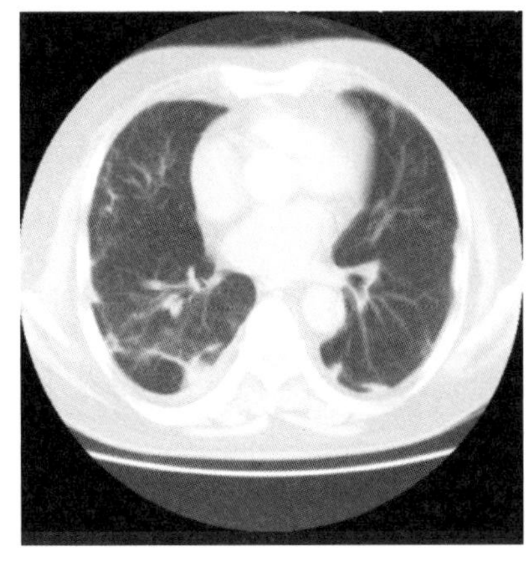
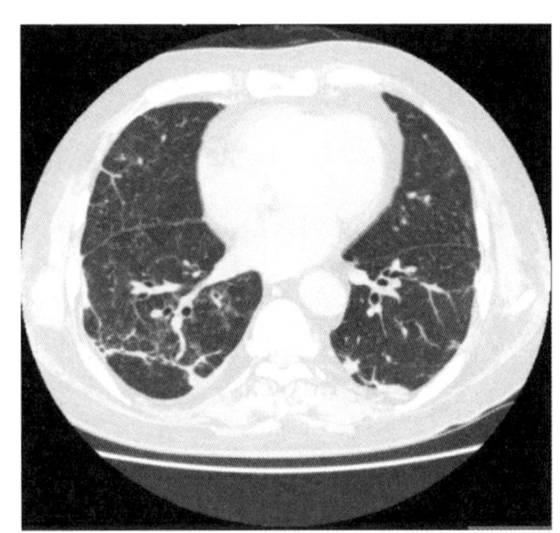

图 15－7 2009 年 7 月 14 日胸部 CT

胸部 X 线检查（图 15－8）：双肺间质性病变可能，与 2009 年 6 月 22 日片比较，两肺病变较前有吸收。

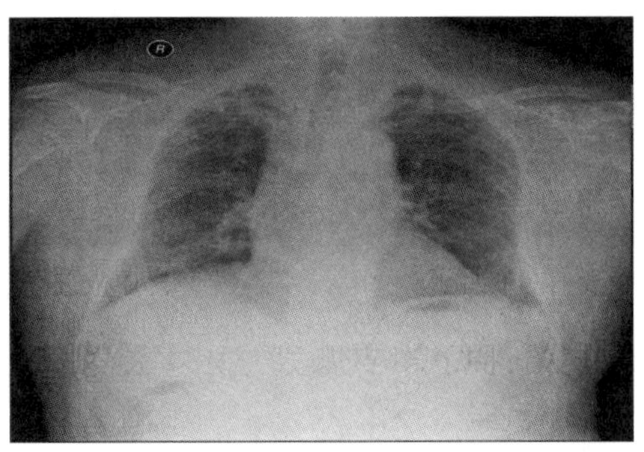

图 15－8 2009 年 7 月 14 日胸部 X 线

【诊断】

入院诊断：双肺炎症，低氧血症，重症多发性肌炎，高血压。

最终诊断：重症肺炎（细菌、真菌混合感染）。

【诊治】

入院初期，考虑间质性肺炎合并细菌感染可能性大，给予盐酸莫西沙星 0.4 g qd 抗细菌治疗，甲泼尼龙 12 mg qd po 治疗多发性心肌炎。入院第 4 天体温升高至 39.5 ℃，症状未见缓解，憋气明显加

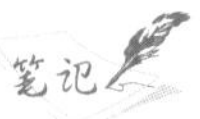

重，结合临床表现及实验室检查，给予面罩给氧，将盐酸莫西沙星 0.4 g qd 更换为注射用头孢哌酮钠舒巴坦钠 2.0 g q8h，并加用注射用醋酸卡泊芬净 50 mg qd（首剂70 mg）抗真菌治疗，增效联磺 2 片 bid + 更昔洛韦 0.25 g qd 抗病毒治疗，甲强龙 20 mg bid 激素治疗。入院第 9 天，体温稍有下降，症状有所缓解，仍有憋气，结合临床表现及实验室检查，继续应用注射用头孢哌酮钠舒巴坦钠 2 g q8h 抗细菌治疗，注射用醋酸卡泊芬净 50 mg qd + 伏立康唑 0.2 g q12h 抗真菌治疗，停用更昔洛韦、增效联磺，余治疗同前。入院第 12 天，体温正常，憋气好转，结合临床表现及实验室检查，抗菌治疗同前，甲强龙 20 mg bid 已经用 7 天，减量为 20 mg qd。入院第 20 天，体温正常，憋气明显好转，结合临床表现及实验室检查，考虑抗感染疗程不够，将注射用头孢哌酮钠舒巴坦钠调整为注射用美罗培南 1 g q8h 抗细菌治疗，继续注射用醋酸卡泊芬净 50 mg qd + 伏立康唑 0.2 g q12h 抗真菌治疗，甲强龙降级为甲泼尼龙 16 mg qd po。入院第 25 天，体温正常，结合临床表现及实验室检查，为加强抗 G^+ 球菌，抗感染方案更换为利奈唑胺 0.6 g q12h + 头孢美唑 2 g q8h 抗细菌治疗，注射用醋酸卡泊芬净 50 mg qd + 伏立康唑 0.2 g q12h 调整为伊曲康唑 0.25 g qd 抗真菌治疗，继续甲泼尼龙 16 mg qd po。入院第 30 天，利奈唑胺改为口服 5 天后停用，将头孢美唑更换为头孢哌酮舒巴坦 2 g q8h 抗细菌治疗，继续伊曲康唑 0.25 g qd 抗真菌治疗，继续甲泼尼龙 16 mg qd po。入院第 45 天，继续伊曲康唑 0.25 g qd 静脉滴注 2 周抗真菌治疗，继续甲泼尼龙 16 mg qd po。

病程中患者体温变化曲线如图 15 – 9 所示。患者体温正常，神志清，精神可，无喘憋，双肺呼吸音清，实验室检查未见明显异常，胸部 X 线检查示较前明显好转，可以出院。出院后继续给予伊

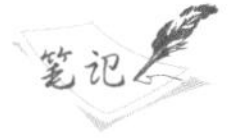

曲康唑 0.25 g qd 静脉滴注 2 周抗真菌治疗，继续应用甲泼尼龙 16 mg qd。出院后 2 个月随访，病情无复发。出院后 2 周停用伊曲康唑，甲泼尼龙减量为 10 mg qd。

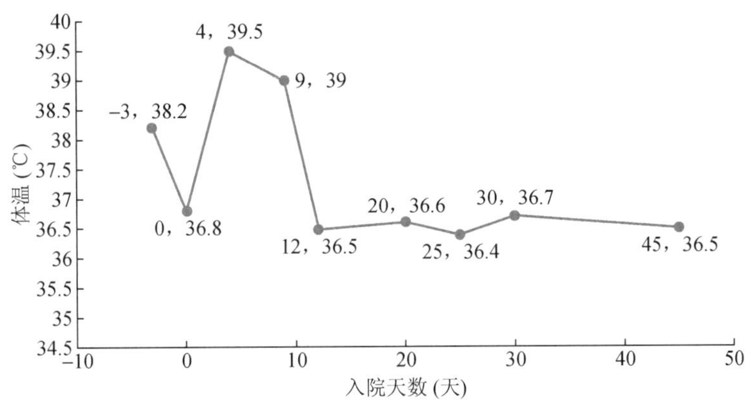

图 15－9 病程中患者体温变化曲线

病例分析

侵袭性肺部真菌感染是指真菌所导致的支气管肺部真菌感染，可引起气道黏膜炎症和肺部炎症性肉芽肿，严重者引起坏死性肺炎，甚至经血行播散到其他部位。常见的致病真菌包括念珠菌属、曲霉属、隐球菌属、接合菌（主要指毛霉）和肺孢子菌等。

本例患者为64 岁男性，亚急性病程。以发热伴喘憋为首发症状，后出现呼吸困难等。入院初期体温最高 39.5 ℃，单纯抗细菌治疗效果差，病情加重，实验室检查提示白细胞、GR 升高，血 1,3-β-D-葡聚糖明显增高，提示存在细菌、真菌混合感染，给予抗细菌、真菌感染治疗，体温逐渐下降，症状有所缓解，至出院时，患者生命体征平稳，一般状况可，双肺呼吸音清，实验室检查各项指标基本正常，胸部 X 线检查示较前明显好转，出院后继续予以伊

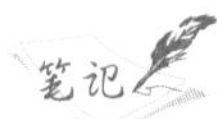

曲康唑抗真菌治疗，继续应用甲泼尼龙 16 mg qd。出院后 2 个月随访，病情无复发。出院后 2 周停用伊曲康唑，甲泼尼龙减量为 10 mg qd。考虑患者因重症多发性心肌炎长期服用甲泼尼龙，每日剂量为 12 ~ 40 mg，机体免疫力受到抑制，从而增加了肺部感染的概率。

病例点评

免疫抵制剂可治疗结缔组织病等，但在应用中有继发感染的风险。本例患者因用糖皮质激素和甲氨蝶呤联合治疗多发性肌炎，并发了肺部感染，为细菌和真菌的混合感染，病情较重，经过完善检查、根据病情调整治疗方案得到好转。这是一例比较典型的免疫功能低下感染病例。

（张　莉　黄光伟）

笔记

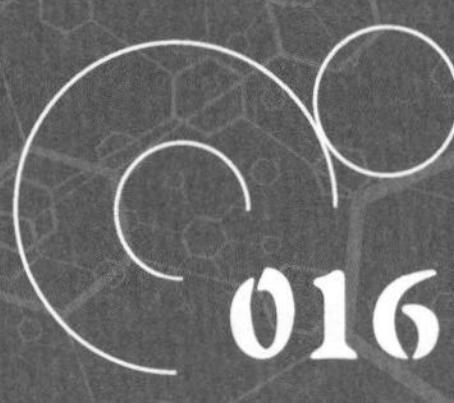

016 临床诊断为韦格纳肉芽肿病一例

病例介绍

患者，男，58 岁，2015 年 8 月 13 日入院。主诉咽痛 1 个半月、间断发热 1 个月入院。

既往史：慢性支气管炎 2 年，吸烟史，否认高血压、糖尿病等疾病病史。

患者入院前 1 个半月无明显诱因出现咽痛伴耳鸣，无其他症状，未予重视。1 个月前受凉后发热，最高体温 39.4 ℃，伴有畏寒、咽痛，耳痛进行性加重。当地医院以“上呼吸道感染”静脉滴注头孢（具体不详），体温可恢复正常。停药 2 天后体温出现反复，波动于 38 ~ 39 ℃。20 天前鼻腔出现大量脓性分泌物，电子喉镜：

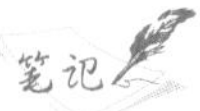

鼻腔大量黏膜分泌物，鼻腔前壁呈不规则膨出，表面溃疡样改变，软腭前壁充血水肿，双侧扁桃体窝可见组织红肿，表面白色物。体温仍间断升高，以下午为主，退热药对症治疗后可下降，后又反复。

【体格检查】

T 38.2 ℃，P 98 次/分，R 20 次/分，BP 95/60 mmHg，神志清楚，自主体位，查体配合。全身浅表淋巴结未触及肿大。鼻外形正常，鼻翼无扇动，鼻腔大量脓性分泌物，鼻旁窦区无压痛，口唇无发绀，口腔黏膜无溃疡，伸舌居中，咽不红，扁桃体Ⅰ°肿大，右侧扁桃体覆脓苔。桶状胸，双肺呼吸音低，无明显干湿性啰音及胸膜摩擦音。心率 98 次/分，律齐，各瓣膜听诊区无明显杂音，无心包摩擦音。腹平坦，软，无压痛、反跳痛及肌紧张，肝脾未及，肠鸣音 4 次/分。双下肢无水肿。

【实验室及影像学检查】

电子喉镜（2015 年 7 月 23 日，沧州市某医院）：鼻腔多量黏稠分泌物，鼻咽前壁呈不规则膨出，表面溃疡样改变，软腭前壁充血水肿，双侧扁桃体窝可见组织红肿、表面白色物。

血常规：WBC 波动于（3.60～5.00）$\times 10^9$/L，GR% 波动于 70.10%～85.00%，CRP 由 71 mg/L 下降至 5 mg/L。

生化：ALB 32.2 g/L，ALT 119 U/L，Na^+ 133.7 mmol/L，K^+ 3.35 mmol/L，AST 47.0 U/L。

ESR：7 mm/h，PCT：<0.05 ng/mL，艾滋病、梅毒、乙肝、丙肝系列无异常。

贫血系列：铁蛋白：1586 ng/mL。

军团菌抗体：阳性。

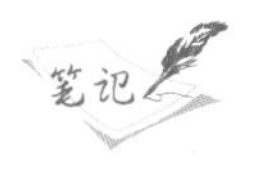

ANA 1∶80 阳性，ENA 阴性，ANCA（－），IF-ANCA 阴性，

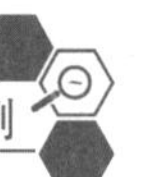

MPO-IgG <20.00 U/mL，PR3-IgG <20.00 U/mL。

病理诊断：咽部病理示部分黏膜糜烂，可见炎性渗出及细菌团，黏膜下大量急、慢性炎细胞浸润，肉芽组织形成，提示为炎性病变。

咽拭子涂片：可见真菌孢子及菌丝。

痰找霉菌提示大量真菌孢子及菌丝。

咽拭子培养提示嗜麦芽寡养单胞菌，对米诺环素敏感。

头颅 CT 提示（图 16－1）：双侧上颌窦、筛窦、额窦、蝶窦黏膜增厚，窦腔被部分充填，鼻甲黏膜增厚，鼻咽部形态结构未见异常；双侧乳突气房内可见软组织密度影，提示全组副鼻窦炎，双侧乳突炎可能。

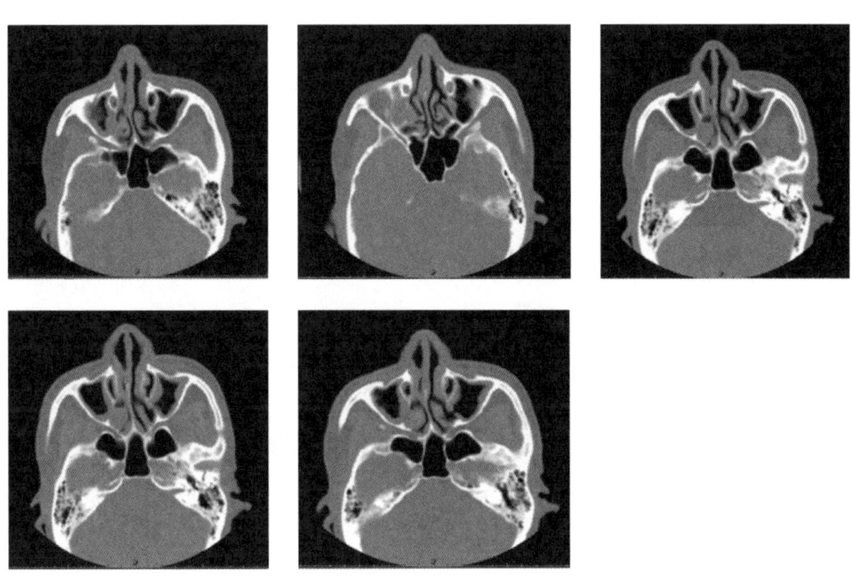

图 16－1　头颅 CT 平扫

【诊断】

入院诊断： 重度脓毒症，鼻炎，咽炎，口腔炎。

出院诊断： 重度脓毒症，韦格纳肉芽肿病可能性大，不全型白塞综合征？真菌感染。

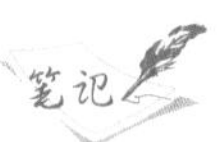

【治疗】

入院后依据患者血象、体温变化、相关实验室结果及病情，考虑患者有耐药细菌、真菌感染可能，经验性给予多种抗感染药物治疗，患者仍有间断发作性高热，血象、CRP、PCT 下降，但咽痛、耳痛症状缓解不明显。遂申请耳鼻喉科主任会诊，结合患者体征及 CT 影像，考虑不能除外韦格纳肉芽肿病可能。给予激素联合拉氧头孢 + 氟康唑 + 克拉霉素治疗，患者体温恢复稳定，咽痛、耳痛好转后出院。

【随访】

出院后为进一步治疗，就诊于北京某医院，完善病理（家属叙述，未见报告），提示韦格纳肉芽肿病，服用激素治疗，体温波动于正常范围，咽痛加剧。后转回河北某医院治疗，具体不详，因口咽部溃烂无法进食，置入胃管辅助进食，2015 年 10 月 8 日逝世。拔出胃管可见胃管局部糜烂，破损。

病例分析

韦格纳肉芽肿病（Wegener granulomatosis，WG）属于自身免疫性疾病，是一种坏死性肉芽肿性血管炎，病变常累及小动脉/静脉及毛细血管，发病通常起始于鼻黏膜，肺组织局灶性肉芽肿性炎，继而发展为血管的弥漫性坏死性肉芽肿性炎。目前临床诊断多采用 1990 年美国风湿协会指南：①鼻或口腔炎症：痛性或无痛性口腔溃疡，脓性或血性鼻腔分泌物。②胸部 X 线检查：结节，固定浸润病灶或空洞。③尿沉渣异常：镜下血尿（红细胞 >5 个/HPF）或出现红细胞管型。④病理性肉芽肿性炎症改变：动脉壁或动脉外区域有中性粒细胞浸润，形成肉芽肿性炎改变。当病灶病理活检未见肉芽

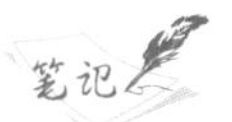

肿性改变时，ANCA 阳性可协助诊断。有研究表明抗 PR3 抗体、年龄 >57 岁、肌酐升高可能与预后不良相关。本病可累及多器官、多系统：累及呼吸系统时可表现为无症状结节、肺部固定浸润灶、肺泡出血等；累及肾脏系统时可表现为局灶节段性肾小球肾炎、肾衰；累及骨骼肌肉系统时可表现为肌痛、关节痛、肌炎等；累及皮肤可表现为皮下结节、紫癜、溃疡等；亦可累及心脏、泌尿生殖系统等。临床无肾脏损害的 WG 为局限性 WG。

本例患者以咽部疼痛伴发热就诊，后出现鼻腔脓性分泌物，入院后考虑韦格纳肉芽肿病可能，但完善相关检查：胸部 CT 未见结节、空洞等形成；多次留取尿常规未见尿沉渣异常；多次实验室检查：抗中性粒胞浆抗体均未见异常。同时住院期间发现有细菌及真菌感染，予以调整抗生素治疗后，患者体温、CRP 均呈现下降趋势，咽痛好转，留取病理检查可见肉芽肿，未明确为小动静脉周围肉芽肿性炎症，同时耳鼻喉科会诊暂未考虑韦格纳肉芽肿病存在。但患者体温出现反复，再次回顾病史，同时听取耳鼻喉科主任医师意见，不能除外韦格纳肉芽肿病，遂经验性应用激素治疗后体温、咽痛等明显好转。

关于 WG 的治疗，分为诱导缓解期、维持缓解期及控制复发。对严重病例可采用冲击疗法：甲泼尼龙 1.0 g/d，3 天，第 4 天改为口服泼尼松 1.0 ~ 1.5 mg/(kg · d)，后可据病情调整。本例患者诊治过程中混杂因素较多，同时存在细菌及真菌感染，对明确诊断造成严重阻碍，且出院后未规律复诊，导致短期内逝世。

病例点评

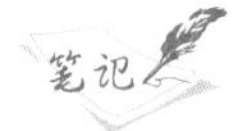

目前韦格纳肉芽肿病病因尚不明确，发病率极低，而国内尚

无明确流行病学调查，来自欧洲的翔实数据显示：本病年发病率约(3.0～14.4)/10 万人次，男女患病率之间无明显差异，平均发病年龄为 40～55 岁。由于本病临床表现缺乏特异性，且在明确诊断之前需要排除其他类型疾病，如特殊病原菌（真菌、HIV 继发感染）、结缔组织病、结节病等，为本病诊断提出更高要求。目前临床常用 1990 年美国风湿协会分类标准，而此标准是否仍然适用有待考察。

目前糖皮质激素联合环磷酰胺是治疗 WG 的主流方案，具体治疗剂量及应用时限则应依据患者所处临床状态，灵活决定。未经规律诊治的韦格纳肉芽肿病预后极差，90% 患者在 2 年内死亡，通过糖皮质激素联合环磷酰胺等规律诊治，大部分患者可长期维持。对于本病来说，早期诊断、早期治疗尤为重要。

（谷培云）

笔记

017 医疗相关假体感染一例

病例介绍

患者，男，58 岁，2016 年 4 月 18 日收入院。主诉“发热 10 天”。

既往史：高血压病史 2 年；脑供血不足病史 10 余年；发现主动脉夹层及主动脉瓣病变 16 年，行 Bentall 术，再次因主动脉夹层于4 年前行主动脉弓血管腔内重建术。长期口服华法林2 mg 抗栓治疗。

患者 10 天前受凉后出现发热，最高体温 38.8 ℃，伴有畏寒、寒战、头痛，胸骨后灼烧感，就诊于北京某医院，查血常规：WBC 9.05×10^9/L，GR% 82.6%，CRP 188 mg/L。胸部CT 示慢性支气管炎，肺气肿，左侧少量胸腔积液。超声心动图：主动脉瓣置换术

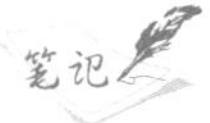

后，左房增大，主动脉瓣、二尖瓣、三尖瓣少量反流，纵隔多发肿大淋巴结。予盐酸莫西沙星抗感染治疗未见明显好转，体重近1个月下降3 kg。

家族史：有一位姐姐曾行心脏瓣膜手术。

【体格检查】

T 36.7 ℃，P 96 次/分，R 18 次/分，BP 130/70 mmHg，左侧血压测不出，神清，精神弱。颈部皮肤潮红，压之可褪色。胸廓前正中线可见纵形手术切口瘢痕，胸式呼吸，胸骨向前突出，呼吸略急促，双肺呼吸音粗，左下肺可闻及少量湿性啰音，未闻及胸膜摩擦音。心率96次/分，律齐，可闻及开瓣音，A2 < P2，主动脉瓣第二听诊区可闻及3/6级收缩期吹风样杂音，向腋下传导，未闻及心包摩擦音。左臂动脉波动较右臂弱，左侧血压测不出。腹部平软，剑突下轻压痛，无反跳痛、肌紧张，肝脾未触及。墨菲征阴性。肾脏未触及，肾区及输尿管点无压痛。振水音阴性。双下肢轻度水肿。

【实验室及影像学检查】

血常规：WBC 11.10 $\times 10^9$/L，GR% 86.1%，HGB 130 g/L，PLT 367 $\times 10^9$/L。CRP 由 157 mg/L 逐渐下降至 111 mg/L。

血分片：NS 86%，LY% 2%，MO% 12%。

艾迪氏计数：红细胞 2 775 000.0/12 h。PCT 0.17 ng/mL。ESR 44 mm/h。

铁蛋白：1154.60 ng/mL。

尿、便真菌检查：尿中可见真菌孢子及菌丝，便中可见真菌孢子。

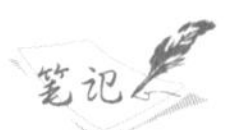

超声心动：左房内径增大4.41 cm，余房室内径正常，左室射

血分数正常，主动脉瓣机械瓣强回声，瓣叶活动可，未见明确赘生物回声，余瓣膜无异常，室壁不厚，室壁运动协调。肺动脉内径正常。彩色多普勒：主动脉瓣收缩期明亮血流流束，舒张期轻度反流流束，未见瓣周漏，二尖瓣、三尖瓣、肺动脉瓣轻度反流流束。

胸部CT（图17－1）与前一次对比：①主动脉夹层术后状态，支架远段见双腔结构，部分重度狭窄，需结合临床；②头臂干、左锁骨下动脉及左颈总动脉起始段栓塞，与左锁骨下动脉相通的人工血管内未见造影剂充盈，较前无著变；③双下肺轻度间质性炎症，较前略加重，轻度肺气肿，大致同前，纵隔淋巴结较前稍增大；④左肺下叶部分膨胀不全，双侧胸腔积液，心包少量积液，新见。

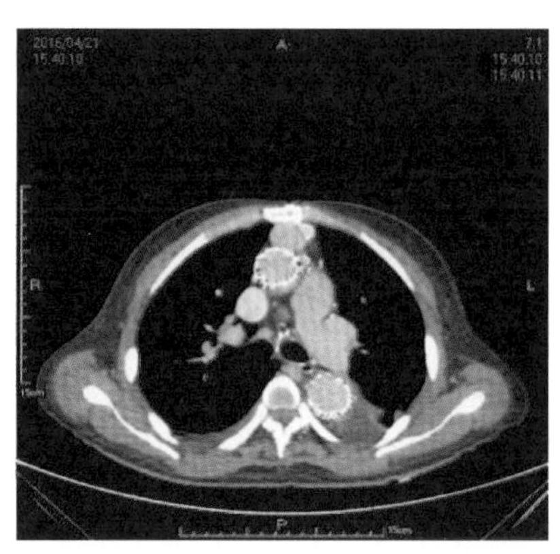
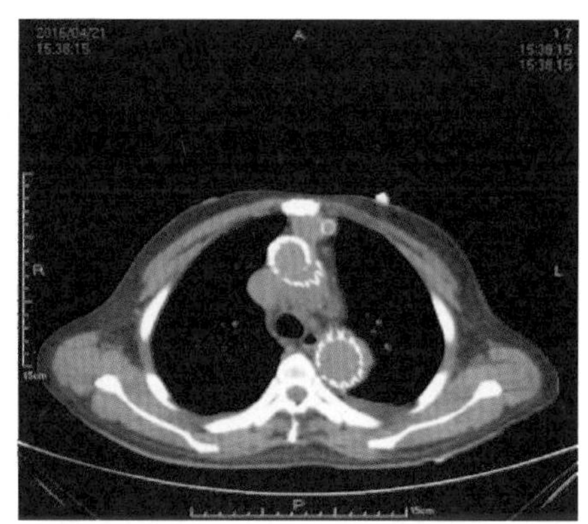

图17－1 胸部CT

腹、盆腔CT（图17－2）提示：①主动脉夹层术后状态；②双侧肾周脂肪囊内条索影，考虑炎性改变；③双侧胸腔积液，并左下肺不张可能大。

【诊断】

入院诊断：发热待查，肺部感染，胸腔积液。

出院诊断：脓毒症，医疗假体相关性感染性心内膜炎？

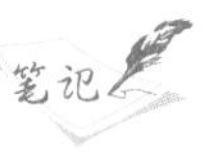

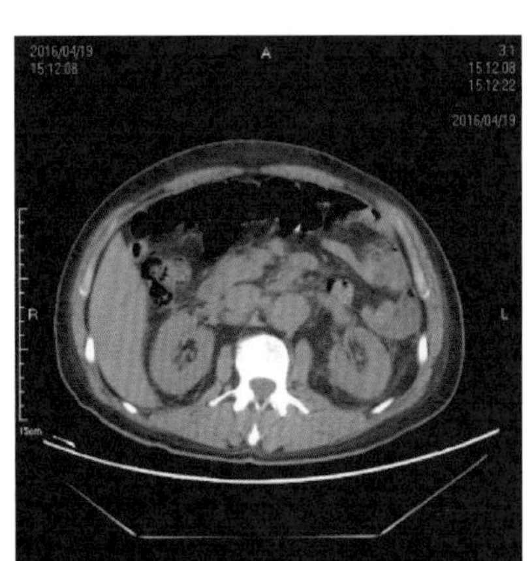

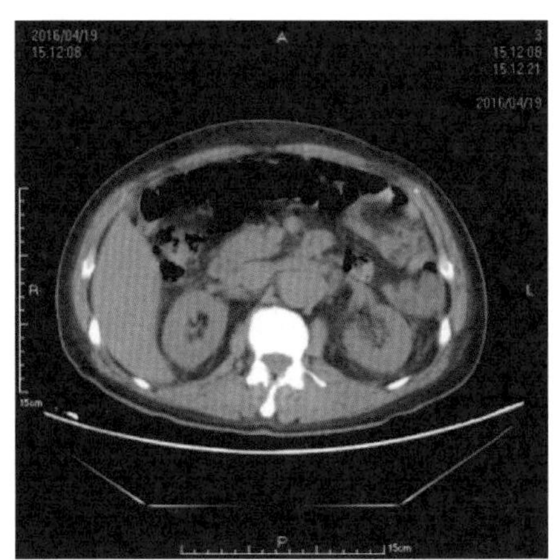

图 17 -2　腹、盆腔 CT

【治疗】

入院后患者体温 38.4 ℃，伴畏寒、寒战、头痛等，血常规示 WBC、GR% 、ESR 均升高，考虑为感染所致，外院予盐酸莫西沙星抗感染治疗，未见明显效果。入院后青霉素皮试阳性，给予拉氧头孢抗感染治疗，体温未见明显下降，血常规示白细胞明显上升 (11.10 ~ 17.80) × 10^9/L，GR% 81.6% ~ 91.5% ，CRP 157 mg/L。结合患者既往医疗假体植入术后，考虑可能存在医疗假体相关性感染性心内膜炎，遂给予去甲万古霉素联合亚胺培南西司他丁钠治疗，经验性覆盖 G^+ 球菌、G^- 需氧菌及厌氧菌，同时积极抽取血培养，完善尿、便常规，寻找病原学方面证据等。复查血常规：血象稍高，较前下降，CRP 升高较前下降，体温波动于 36.4 ~ 37.2 ℃，热型呈现不规则热，同时尿中发现真菌孢子及菌丝，便中可见真菌孢子。调整治疗方案为注射用盐酸头孢吡肟联合利奈唑胺抗细菌、氟康唑抗真菌治疗，后患者体温逐渐稳步下降，复查感染指标下降。但患者出现烦躁，结合其既往长期口服抗凝药物，完善头颅 CT 未见明显新发出血等，遂考虑为注射用盐酸头孢吡肟不良反应

笔记

所致，更改治疗方案为注射用美罗培南联合氟康唑抗感染，患者病情逐步稳定。

此外，由于本例患者既往行 Bental 手术及主动脉弓血管腔内成形术，此次完善胸部 CT，发现仍存在主动脉夹层。上肢血管超声提示左锁骨下动脉上方人工血管内血栓形成、左锁骨下动脉血流流速减低。患者病情稳定后，转入血管外科行手术治疗。

【随访】

患者转入血管外科治疗后，再次行主动脉腔内成形术，术后反复 2 次发作高热，超声心动图及血培养均未见明显异常结果。后患者一般状态良好，未再发现体温升高、畏寒、寒战等症状。

病例分析

随着医疗水平不断提高，生物材料越来越多地被应用于临床，如冠脉支架植入术、起搏器植入术、人工心脏瓣膜置换、髋膝关节置换等。随之而来的是医疗假体相关感染的发生。医疗假体如冠脉支架植入术后感染部位以肺部感染及泌尿系感染为主，致病菌以革兰阳性球菌为主；瓣膜置换术后、髋膝关节置换术后易发生深部感染，且容易合并肺部耐药菌感染。因此，临床工作中，在对不明原因发热患者病史采集过程中，需注意医疗假体植入史，进而有针对性地进行治疗。

本病例以不明原因发热入院，既往医疗假体植入术明确，但多次血培养未见阳性结果，考虑与抗生素应用相关。同时超声心动图未见明显赘生物、脓肿、新出现的人工瓣膜开裂等，临床症状及相关实验室检查均不能明确诊断，但患者反复发热，普通抗生素效果

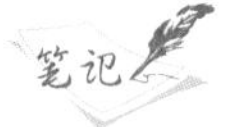

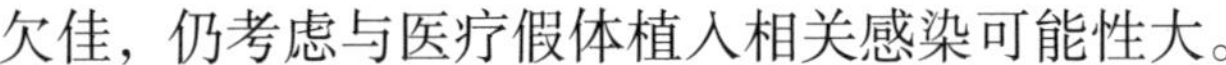

欠佳，仍考虑与医疗假体植入相关感染可能性大。

病例点评

目前，医疗假体相关感染病例逐年增加，越来越受到相关医务人员的重视，但应重在预防，一旦发生，治疗困难。本病例中，患者多次行外科干预，均为循环系统相关操作。患者多次血培养均未见明确阳性结果，提示临床工作中血培养抽取时机极为重要。

本例患者血培养结果阴性，经验性给予抗细菌（覆盖 G^- 菌和 G^+ 菌）、抗真菌联合治疗后病情好转。虽然本例患者多次血培养未见阳性结果，但对此类患者，临床上仍应坚持多次复查血培养，并注意采血的时机。

（谷培云）

018 噬血细胞综合征一例

病例介绍

患者，女，23 岁，主因“发现皮疹 6 周，发热伴咳嗽、咳痰 4 周”入院。

既往史：体健。否认慢性病及手术史；否认结核及接触史；否认粉尘、霉菌、禽类、宠物等接触史；否认疫区驻留史；否认家族中类似病史。

患者 6 周前无诱因于腰部及双大腿出现红色丘疹，自感瘙痒，自服氯苯那敏 2 次后皮疹减轻，但用药后出现面部水肿，自行停药。此后逐渐感觉乏力，于当地拔罐、刮痧治疗后无好转。2015 年 9 月 25 日开始出现发热，最高体温 38.7 ℃，伴畏寒、肌肉酸痛、咽痛、颌下淋巴结肿大，伴咳嗽、咳少量白痰。当地卫生所给予口

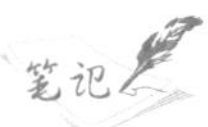

服阿莫西林1天，静脉滴注头孢曲松5天，并给予地塞米松退热治疗，症状无好转。2015年10月6日，临汾市某医院查血常规、血生化、血清铁蛋白（1293 μg/L）、胸部CT、痰培养后给予头孢哌酮舒巴坦3.0 g q12h治疗5天，头孢曲松3 g qd治疗3天，症状无好转，仍呈稽留高热，最高体温39.2 ℃，并逐渐出现胸闷、气短。2015年10月16日，陕西省某医院查血常规、血生化、胸部CT后给予哌拉西林钠舒巴坦钠5 g q8h、阿奇霉素0.5 g qd、更昔洛韦500 mg qd、奥司他韦75 mg bid抗感染治疗。2015年10月19日复查血常规、血生化、凝血功能（D-Dimer 6679 ng/mL，PTA 55%）后抗生素升级为美罗培南0.5 g q8h治疗3天，替考拉宁400 mg qd治疗2天，症状无好转，仍呈稽留热，最高体温39.8 ℃，并逐渐出现颜面部、双下肢水肿，皮肤巩膜黄染。2015年10月23日门诊拟诊“发热待查”收入本院感染病科病房。

【体格检查】

T 36.1 ℃，P 100次/分，R 20次/分，BP 120/76 mmHg。精神弱，全身皮肤黏膜轻度黄染。双侧颌下及双侧颈后可触及多枚肿大淋巴结，质韧，活动度可，无明显触痛。眼睑轻度水肿，右球结膜少量出血，巩膜轻度黄染。双肺呼吸音粗，右侧语音共振减低。腹稍膨隆，移动性浊音阳性。双下肢中度可凹性水肿。

【实验室及影像学检查】

病程中相关检查

（1）2015年10月6日临汾市某医院检查结果

血常规：WBC 15.11 × 10^9/L，N% 75.24%，PLT 239 × 10^9/L，HGB 103 g/L，CRP 95.2 mg/L。肝功能：ALT 19.7 U/L，AST 19.2 U/L，T-BIL 6.9 μmol/L，ALB 30.1 g/L。血清铁蛋白：1293 μg/L。胸部CT：右肺上叶尖段、双肺下叶胸膜下少量渗出性改变。痰培养示阴

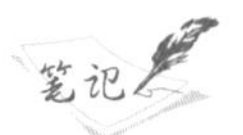

沟肠杆菌。咽拭子示白色念珠菌(3+)。

(2) 2015 年 10 月 16 日陕西省某医院检查结果

血常规：WBC 11.03 $\times 10^9$/L，N% 85.74%，PLT 189 $\times 10^9$/L，HGB 80 g/L。炎性标志物：ESR 75 mm/h，CRP 151 mg/L，PCT 0.71 ng/mL。肝功能：ALT 68.6 U/L，AST 105 U/L，T-BIL 8.80 μmol/L，ALB 23.2 g/L。胸部 CT 示双肺炎症、双侧胸腔积液。

(3) 2015 年 10 月 19 日复查

血常规 + CRP：WBC 12.02 $\times 10^9$/L，N% 83.24%，PLT 88 $\times 10^9$/L，HGB 84 g/L，CRP 161 mg/L。肝功能：ALT 260.3 U/L，AST 626.3 U/L，ALB 22.2 g/L。凝血功能：D-Dimer 6679 ng/mL，PTA 55%。

(4) 2015 年 11 月 23 日予我院住院后检查

血常规：WBC 22.66 $\times 10^9$/L，N% 67.2%，PLT 119 $\times 10^9$/L，HGB 82 g/L。

炎性标志物：ESR 11 mm/h，CRP 75 mg/L，PCT 10.93 ng/mL。铁蛋白 8156.70 ng/mL。

肝肾功能 + 电解质：ALT 550 U/L，AST 632.7 U/L，LDH 1932 U/L，ALB 23.6 g/L，T-BIL 112.98 μmol/L，D-BIL 82.64 μmol/L，I-BIL 30.34 μmol/L，Cr 39.6 μmol/L，K^+ 2.61 mmol/L。血脂：总胆固醇（CHOL）3.65 mmol/L，甘油三酯（TG）2.43 mmol/L。

凝血功能：PT 21.40 s，PTA 33.60%，APTT 34.30 s，AT-Ⅲ 44.5%，Fbg 0.95 g/L，FDP 35.70 mg/L，D-Dimer 19.50 mg/L。

T-SPOT：A 抗原 0SCFs/10^6 PBMC，B 抗原 0SCFs/10^6 PBMC。

病毒七项：阴性。

呼吸道病原学 IgM 九联检测：阴性。

流行性出血热 IgG + IgM：均阴性。肥达试验、外斐反应、莱姆

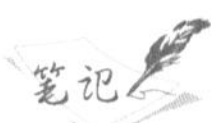

病 IgG 抗体：均阴性。甲肝抗体 IgM + 乙肝五项 + 丙肝抗体 + 戊肝抗体 + 艾滋病毒抗体 + 梅毒螺旋体抗体：HAV-Ab（－），HBsAg（－），Anti-HBs（+），HBeAg（－），Anti-HBe（+），Anti-HBc（+），HCV-Ab（－），HEV-Ab（－），HIV-Ab（－），Anti-TP（－）。HBV-DNA、EBV-DNA、HSV Ⅰ-DNA、HSV Ⅱ-DNA、VZV-DNA、HHV 6-DNA、HHV 7-DNA、HHV 8-DNA：均阴性。CMV-DNA：阳性。

肿瘤标志物：均阴性。

自身抗体 + 自免肝抗体：ANA 1∶80（斑点），余阴性。

淋巴细胞亚群：CD3% 86.0%，CD4% 22.0%，CD8% 65.0%，CD4/CD8 0.34，CD19% 1%，$CD16^+$ $CD56^+$ 8.0%。

sCD25：17345.4 pg/mL。

NK 细胞活性：16.94%。

骨髓穿刺血细胞学检查（图 18－1）：粒细胞增生旺盛，考虑反应性增生；红系、巨核系增生活跃；骨髓有噬血现象。

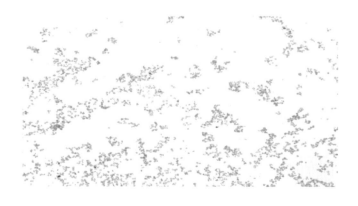

图 18－1　骨髓穿刺血细胞学检查

诊断意见：（骨髓活检组织 1 堆，直径 0.2 cm）镜下见少量凝血组织，未见造血组织。

胸腔穿刺胸腔积液检查：胸腔积液常规提示渗出液，ADA 31.0 U/L，LDH 463 U/L。胸腔积液未找到抗酸杆菌，未见恶性细

笔记

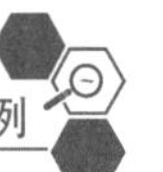

胞。结核杆菌扩增荧光阴性。胸腔积液培养为铜绿假单胞菌。

血培养：铜绿假单胞菌，对阿米卡星、头孢他啶、头孢吡肟、环丙沙星、左氧氟沙星、亚胺培南、美罗培南、哌拉西林、哌拉西林钠他唑巴坦钠敏感，对头孢哌酮舒巴坦中介，对头孢呋辛、头孢曲松、氨苄西林舒巴坦耐药。

床旁胸部X线检查：双下肺斑点斑片影，炎症？间质病变？双侧胸腔积液。

胸部CT（图18－2）：胸腔积液。

腹盆腔CT（图18－3）：腹盆腔大量积液，胆囊壁水肿，脾大，肠系膜周围、腹膜后、双侧腹股沟区多发小淋巴结。

头颅CT：未见明显异常。

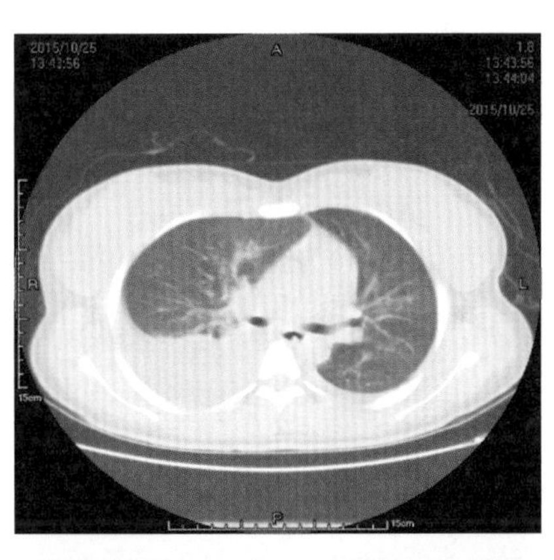
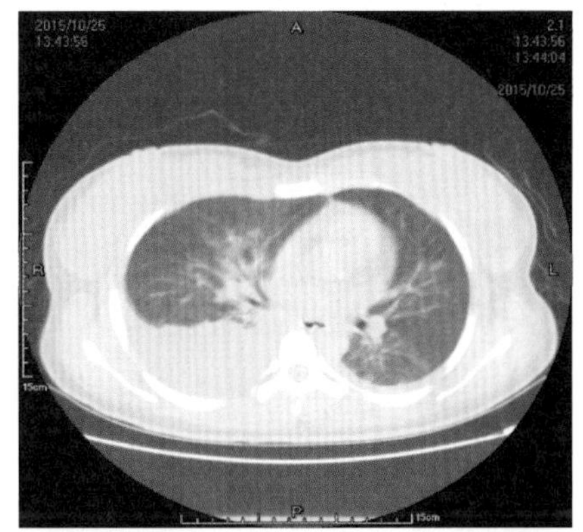
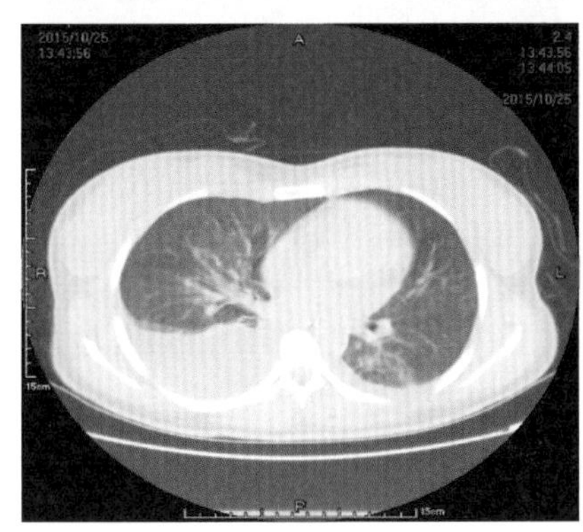
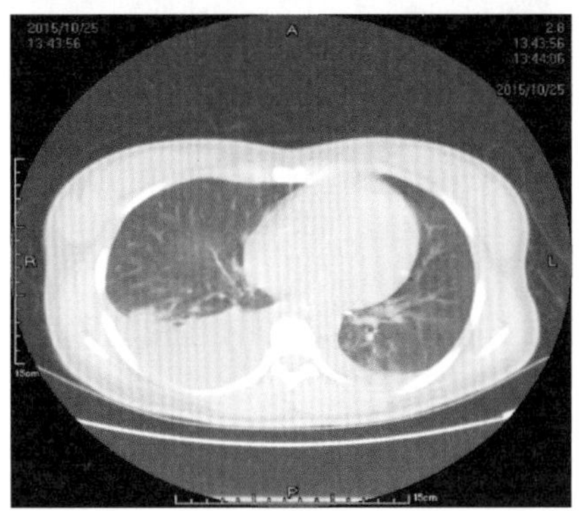

图18－2 胸部CT

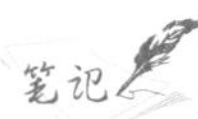

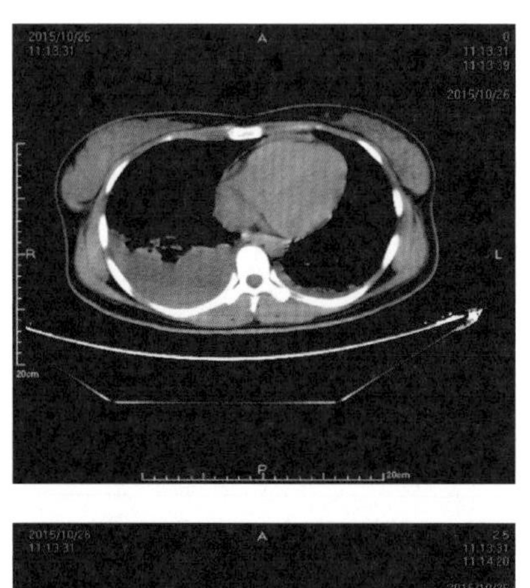
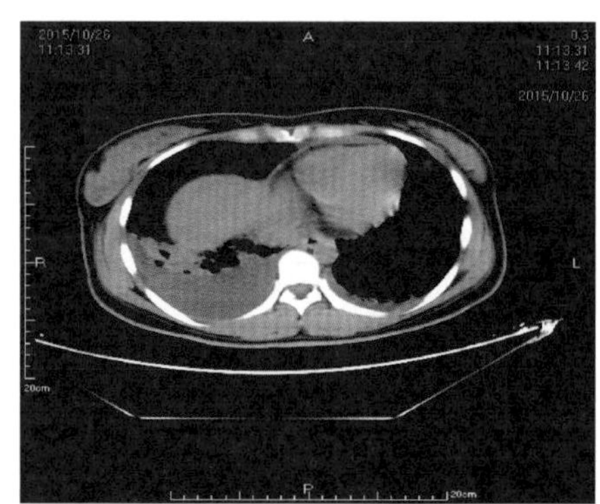
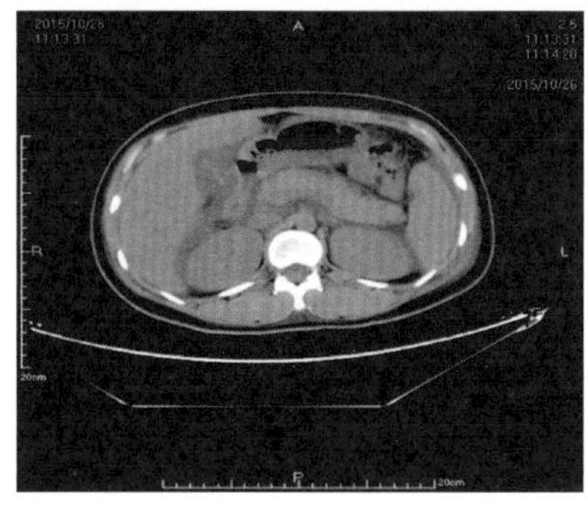
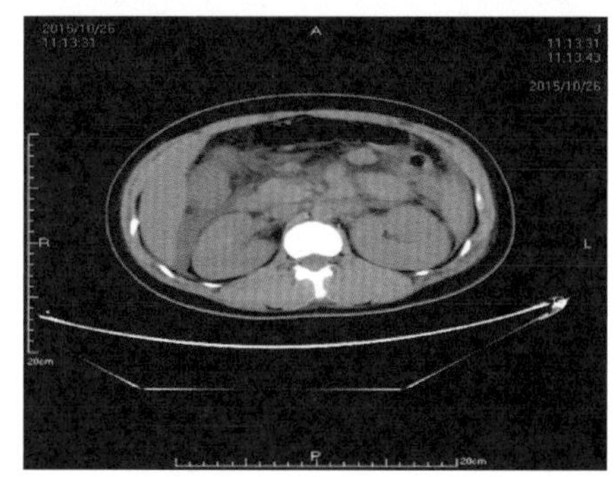

图 18－3　腹部 CT

【诊断】

初步诊断：发热待查，重度脓毒症，肺部感染，结缔组织病？肝功能异常，凝血功能异常，贫血（中度），低蛋白血症。

确定诊断：噬血细胞综合征，多器官功能不全综合征，急性肝衰竭，弥散性血管内凝血，急性呼吸窘迫综合征（重度），急性肾损害（KDIGO 3 期），急性心肌损害，重症肺炎（双侧），重度脓毒症，脓毒症休克，贫血（重度），低蛋白血症，成人斯蒂尔病？

【治疗】

入院后给予去甲万古霉素 0.8 g q12h 联合美罗培南 1 g q8h 抗感染治疗，体温波动于 37.5～39.5 ℃，结合患者临床表现及实验室检查，考虑革兰阳性球菌感染。

2015 年 10 月 25 日将美罗培南更换为亚胺培南 0.5 g q6h，并加

用米诺环素 100 mg bid 口服覆盖不典型病原体，患者体温高峰有所下降。

2015 年 10 月 28 日，患者体温高峰下降，波动在 36.4 ~ 37.5 ℃，且肝功能恶化，胆红素进行性加重，将亚胺培南西司他丁钠降级为哌拉西林钠他唑巴坦钠 4.5 g q8h，并停用米诺环素。2015 年 10 月 30 日，患者体温高达 40.4 ℃，将哌拉西林钠他唑巴坦钠升级为亚胺培南西司他丁钠 0.5 g q6h，继续联合去甲万古霉素治疗。

2015 年 10 月 31 日，胸水培养、血培养回报铜绿假单胞菌，将去甲万古霉素更换为头孢吡肟 1 g q8h 联合亚胺培南抗感染治疗，体温高峰下降，波动在 37.1 ~ 37.6 ℃。肝功能方面：患者入院后肝酶、胆红素明显升高，并有低蛋白血症导致的多浆膜腔积液、水肿。其肝损害考虑为药物性肝损伤、重症感染后肝损伤或嗜肝病毒或非嗜肝病毒所致肝损伤，给予复方甘草酸苷 40 mL qd、还原型谷胱甘肽 1.2 g bid 保肝降酶，注射用丁二磺酸腺苷蛋氨酸 1 g qd 退黄，补充人血白蛋白纠正低蛋白血症，门冬氨酸鸟氨酸及支链氨基酸预防肝性脑病等。凝血功能方面：给予丹参 30 mL qd、维生素 K_1 10 mg qd 改善凝血机制，以及新鲜冰冻血浆、纤维蛋白原补充凝血因子改善凝血功能。

2015 年 11 月 1 日，患者凝血功能紊乱，考虑弥散性血管内凝血，给予低分子肝素治疗。同时在抗感染的同时补液纠正脓毒症休克，盐酸氨溴索 30 mL bid 祛痰，二氢丙茶碱 250 mg bid，甲强龙 40 ~ 80 mg qd 抑制炎症反应，胸腺法新 500 mg q6h 增强免疫力，奥美拉唑 40 mg bid 抑酸、保护胃黏膜、预防消化道出血，多种微量元素注射液（Ⅱ）补充微量元素，纠正电解质紊乱等。2015 年 11 月 1 日，患者出现神志淡漠、血压下降，当时测血压为 85/50 mmHg，给予

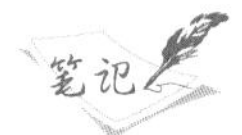

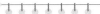

多巴胺 5 μg/(kg · min) 泵入维持血压。患者病情加重，于 11 月 2 日转入 ICU 进一步治疗。

入 ICU 后，患者各脏器功能不全进一步加重，并出现呼吸、心搏骤停，予以气管插管、呼吸机辅助通气，血管活性药物维持血压、心率，连续性肾脏替代治疗（continuous renal replacement therapy，CRRT）替代受损肾功能，加强抗感染和对症支持治疗，病情无明显改善，经血液科会诊分别于 2015 年 11 月 6 日和 2015 年 11 月 8 日使用依托泊苷 150 mg 和 100 mg 化疗 2 次，化疗后患者出现骨髓抑制，三系明显减少，WBC 0.2×10^9/L，PLT 11×10^9/L，给予重组人粒细胞刺激因子注射液升白细胞、输注血小板和红细胞，并积极对症支持治疗，但患者呼吸、循环障碍加重，家属最终放弃治疗，自动出院。

病例分析

根据国际组织细胞协会修订的噬血细胞综合征（HLH）-2004 诊断标准，符合以下 2 条标准中任何 1 条时可诊断 HLH。①分子诊断符合 HLH：在目前已知的 HLH 相关致病基因，如 *PRF1*、*UNC13D*、*STX11*、*STXBP2*、*Rab27a*、*LYST*、*SH2D1A*、*BIRC4*、*ITK*、*AP3β1*、*MAGT1*、*CD27* 等发现病理性突变。②符合以下 8 条诊断标准中的 5 条：A. 发热：体温 > 38.5 ℃，持续 > 7 天以上。B. 脾大。C. 血细胞减少（累及外周血两系或三系）：血红蛋白 < 90 g/L，血小板 $<100\times10^9$/L，中性粒细胞 $<1.0\times10^9$/L 且非造血功能减低所致。D. 高三酰甘油血症和（或）低纤维蛋白原血症：三酰甘油 > 3 mmol/L 或高于同年龄的 3 个标准差，纤维蛋白原 < 1.5 g/L 或低

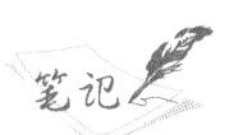

于同年龄的3个标准差。E. 在骨髓、脾脏、肝脏或淋巴结中找到噬血细胞。F. 血清铁蛋白升高：铁蛋白≥500 μg/L。G. NK 细胞活性降低或缺如。H. sCD25（可溶性 IL-2 受体）升高。本例患者符合标准②中的 A～G 条，故 HLH 诊断明确。HLH 是一种进展迅速的高致死性疾病，及时发现 HLH 疑似病例并正确诊断至关重要。

在患者出现持续发热、血细胞减少、肝脾肿大或不明原因肝功能损伤时需高度怀疑 HLH 可能，在此基础上合并铁蛋白显著升高具有强烈的提示意义。本例患者临床表现和实验室检查高度提示 HLH 可能，完善一系列相关检查，最终诊断为 HLH。根据触发因素不同，HLH 分为“原发性”和“继发性”两大类。在诊断 HLH 的同时积极寻找潜在的病因，并针对病因治疗与疾病的预后关系密切。本例患者无家族病史和移植的遗传基因缺陷，原发病因不明，考虑为继发性 HLH。继发性 HLH 又分为感染相关 HLH、恶性肿瘤相关 HLH、巨噬细胞活化综合征（MAS）和其他类型的 HLH（如妊娠、药物、器官和造血干细胞移植等）。恶性肿瘤特别是血液系统恶性肿瘤与 HLH 有关，本例患者相关检查未发现恶性肿瘤证据，可除外恶性肿瘤相关 HLH。成人斯蒂尔病（adultonset Still disease）是巨噬细胞活化综合征的常见病因，本例患者发热持续1周、皮疹、血 WBC $>15\times10^9$/L，并有咽痛、淋巴结和脾肿大、肝功能异常等表现符合成人斯蒂尔病，但无关节持续疼痛，尚不能诊断为成人斯蒂尔病。

本例患者为23岁女性，亚急性病程，以皮疹为首发症状，后逐渐出现发热、咳嗽、咳痰，最高体温40.4 ℃，抗感染治疗效果欠佳，病情逐渐加重，并出现水肿和黄疸，颈部淋巴结肿大。血常规提示两系减少（HBG 最低47 g/L，PLT 最低 11×10^9/L），炎症标

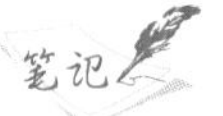

志物明显升高，肝酶、胆红素明显升高，白蛋白明显下降，凝血功能异常，铁蛋白升高，sCD25 明显升高。骨髓穿刺血细胞学检查提示粒细胞增生旺盛，红系、巨核系增生活跃，骨髓有噬血现象。胸部 CT 示双肺炎症、双侧胸腔积液。腹盆腔 CT 示脾大、盆腔积液。患者在外院治疗期间使用多种抗生素，是否为药物诱发的 HLH 也未可知。患者病程早期即出现肺部感染表现、炎症标志物明显升高，通过完善病毒、细菌、真菌等相关检查，结合患者病史，考虑感染相关 HLH 可能性大。在 HLH 治疗方面，因经济因素等原因，患者家属暂未同意化疗，予广覆盖抗感染及保肝、改善凝血功等对症支持治疗，并予甲强龙抑制炎症反应，但治疗效果欠佳，病情逐渐加重，逐渐出现多器官功能不全，最终进展为重症脓毒症甚至脓毒症休克，予气管插管、呼吸机辅助通气、血管活性药物维持循环和 CRRT 替代受损肾功能，患者家属同意化疗，使用依托泊苷 150 mg 和 100 mg 化疗两次，化疗后患者出现骨髓抑制，三系明显减少，WBC $0.2\times10^9/L$，PLT $11\times10^9/L$，给予重组人粒细胞刺激因子注射液升白细胞、输注血小板和红细胞，并积极对症支持治疗，但患者呼吸、循环障碍加重，家属最终放弃治疗，自动出院。此后虽未再对患者进行随访，但可以推测预后极差。

病例点评

噬血细胞综合征（hemophagocytic syndrome，HPS）又称噬血细胞性淋巴组织细胞增生症（hemophagocytic lymphohistiocytosis，HLH），是一种免疫介导的危及生命的疾病，临床以持续发热、肝脾肿大、全血细胞减少及骨髓、肝、脾、淋巴组织发现噬血现象为

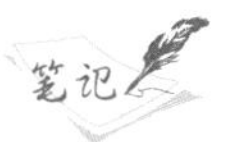

主要特征，其进展迅速、致死性高，可见于各个年龄人群，不仅可发生于先天性遗传易感性免疫缺陷患者，也在越来越多的自身免疫性疾病、持续感染、恶性肿瘤或免疫抑制患者中被发现。

无论儿童还是成人患者，HLH－2004 诊断指南都是目前临床诊断 HLH 应该遵循的原则。新的检测手段包括 NK 细胞和细胞毒性 T 淋巴细胞（CTL）的功能学检查，特别是脱颗粒功能检测（ΔCD107a）将成为诊断 HLH 的重要手段之一。所有患者在诊断 HLH 的同时均应积极寻找潜在的病因，其病因治疗与预后转归密切相关。

HLH 的治疗分为两个方面，一方面是诱导缓解治疗，以控制过度炎症状态为主，达到控制 HLH 活化进展的目的；另一方面是病因治疗，以纠正潜在的免疫缺陷和控制原发病为主，达到防止 HLH 复发的目的。诱导治疗目前推荐使用国际组织细胞协会制定的 HLH－1994 方案：依托泊苷：第 1、第 2 周 150 mg/m^2、1 周 2 次，第 3～第 8 周 150 mg/m^2、1 周 1 次；地塞米松：第 1、第 2 周 10 $mg/(m^2 \cdot d)$，第 3、第 4 周 5 $mg/(m^2 \cdot d)$，第 5、第 6 周 2.5 $mg/(m^2 \cdot d)$，第 7 周 1.25 $mg/(m^2 \cdot d)$，第 8 周减量至停药。初始治疗 2～3 周应进行疗效评估。疗效评价的主要指标包括 sCD25、铁蛋白、血细胞计数、三酰甘油、噬血现象、意识水平（有 HLH 中枢神经系统受累者）。对初始治疗未能达到部分应答及以上疗效的患者建议尽早接受挽救治疗。我国目前推荐：①DEP（脂质体多柔比星、依托泊苷和甲泼尼龙）联合化疗方案。对于难治性 EBV-HLH，可在 DEP 方案基础上加用培门冬酶或门冬酰胺酶。②混合免疫治疗：包括抗胸腺细胞球蛋白和地塞米松。如患者诱导之后的减量过程中无复发且免疫功能恢复正常，没有已知的 HLH 相关基因缺陷，可在 8 周诱

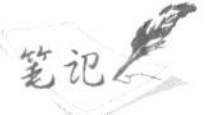

导治疗后停止针对 HLH 的治疗。符合异基因造血干细胞移植（allo-HSCT）指征的患者应尽早进行。不能进行 allo-HSCT 者采用地塞米松联合依托泊苷进行维持治疗。HLH 常合并感染和多脏器功能受累，同时由于严重的血小板减少和凝血功能异常，自发性出血风险很高，因此对症支持治疗也很重要。本例患者为继发性 HLH，存在细菌、真菌、病毒多种感染，出现重症脓毒症、脓毒症休克，并有多器官功能不全，虽积极抗感染及对症支持治疗，且针对 HLH 进行两次依托泊苷的化疗，但病情进展迅速，家属最终放弃治疗。

（田　地）

参考文献

1. 噬血细胞综合征中国专家联盟，中华医学会儿科学分会血液学组. 噬血细胞综合征诊治中国专家共识. 中华医学杂志，2018，98（2），91-95.

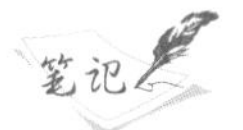

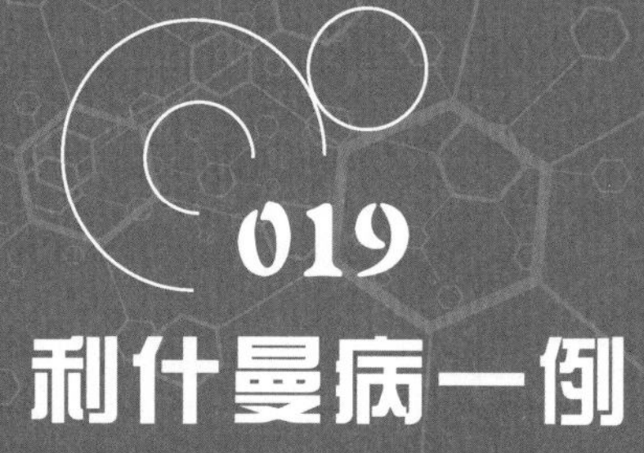

019 利什曼病一例

病例介绍

患者，男，61 岁。无宠物饲养及接触史。追问病史，1 年前曾于夏季在河边钓鱼。主因发热两月余，于 2021 年 5 月在我院住院治疗。

入院前 2 个月患者无明显诱因出现发热，体温波动在 37.8～39 ℃，体温无明显规律，无畏寒、寒战，无咳嗽、咳痰，无盗汗，无腹痛、腹胀、腹泻，无尿频、尿急、尿痛，无皮疹，伴乏力，体重减轻，伴口干、眼干。

既往史：湿疹，慢性胃炎，否认高血压、糖尿病病史，否认近 1 年任何外地旅居史。无特殊家族史。

外院查血常规正常，ALT 44 U/L，AST 68 U/L。胸部 CT 示

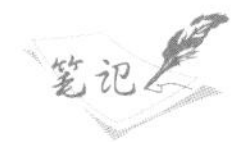

“肺结节”。先后予抗感染治疗，体温无明显变化，诊断为肝损伤、风湿类疾病，予保肝、口服羟氯喹治疗，患者体温自行降至正常，出院后继续口服保肝药，肝功能恢复正常。患者体温正常 20 余天后，无诱因再次发热，症状同前，体温波动在 37.8 ~ 38.5 ℃。为进一步治疗来我科住院。

【体格检查】

入院查体：T 36.8 ℃，P 94 次/分，R 20 次/分，BP 120/70 mmHg。颈淋巴结未触及肿大。全身皮肤无皮疹，无出血点及色素沉着。咽部无充血。心肺腹(-)。双下肢轻度水肿。

【实验室及影像学检查】

在我科住院后辅助检查

血常规 + C 反应蛋白：WBC 3.34×10^9/L，HGB 116 g/L，CRP 27.17 mg/L，生化 C21 + 甲状腺系列：AST 78.5 U/L，ALB 36.4 g/L，T4 152.70 ng/mL。

感染相关检查：ESR 16 mm/h，PCT 0.11 ng/mL，铁蛋白 753.2 ng/mL，多次血培养均阴性。

病原学检查：真菌：真菌 1,3-β-D-葡聚糖检测：小于 60 pg/mL；GM 试验：阴性。病毒：病毒七项：阴性；巨细胞病毒：0 拷贝/mL；EB 病毒：0 拷贝/mL。

寄生虫：便找寄生虫卵：未见虫卵；血利什曼原虫抗体：阳性；血囊虫抗体：阴性；血肝包虫抗体：阴性。

结核：结核感染 T 细胞检测：50 SCFs/2.5×10^5 PBMC；抗结核抗体：阴性；痰：阴性。

其他病原学：呼吸道病原学 IgM 九联检测：阴性；肺炎衣原体抗体：阴性；肺炎支原体抗体：1 : 80 阳性；军团菌抗体：阴性；肥达试验、外斐反应：阴性；布氏杆菌虎红试验：阴性；出血热抗

笔记

体：阴性；抗莱姆病抗体：阴性。

其他发热原因筛查：免疫球蛋白+补体：阴性；ANCA：阴性；ANA：1：160；ENA：阴性；自免肝两项、肿瘤标志物、铜蓝蛋白、甲肝抗体、戊肝抗体均为阴性。

影像学：唾液腺动态显像示双侧腮腺及颌下腺摄取、排泄功能重度受损。

腹盆平扫+增强CT（图19－1）：肝S4段、S8段囊肿；脾大，脾脏后下部异常密度影，考虑脉管源性病变，淋巴管瘤？建议定期复查。

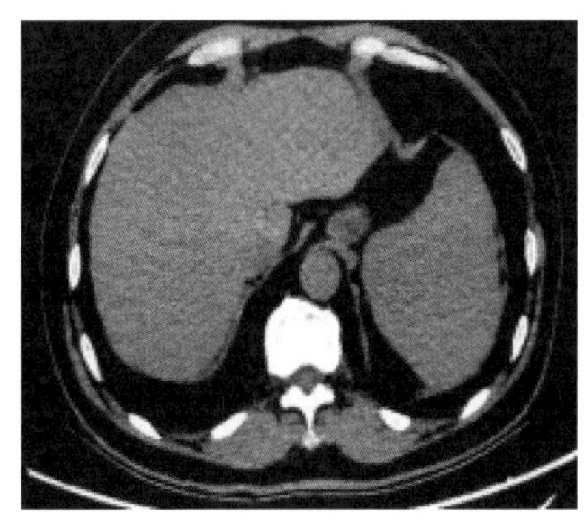

图19－1 腹部CT

超声心动图：各房室内径正常，左室射血分数正常，主动脉瓣右冠瓣、无冠瓣回声略增强，余瓣膜无异常，室壁不厚，室壁运动协调，肺动脉内径正常。

甲状腺彩超：甲状腺未见明确占位。

PET-CT（图19－2）：扫描范围内未见典型FDG代谢增高恶性实体肿瘤征象，建议随诊观察；脾大，FDG代谢弥漫性增高，考虑与发热相关反应性摄取可能，请结合临床，建议动态观察。

第1次骨髓穿刺回报（图19－3）：未见寄生虫。

第2次骨髓穿刺回报（图19－4）：偶可见到噬血细胞，可见利什曼原虫无鞭毛体。

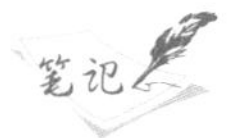

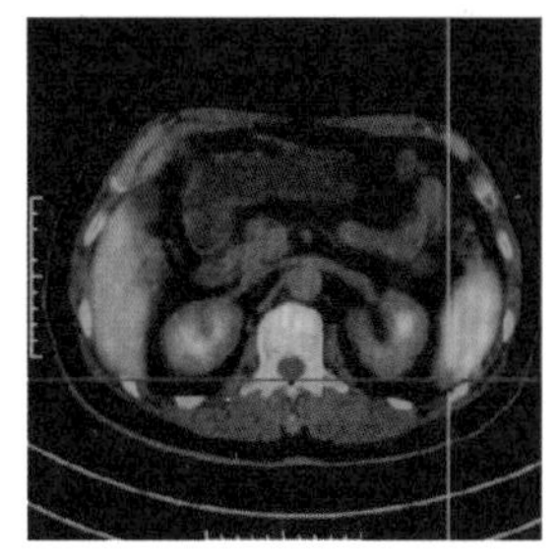
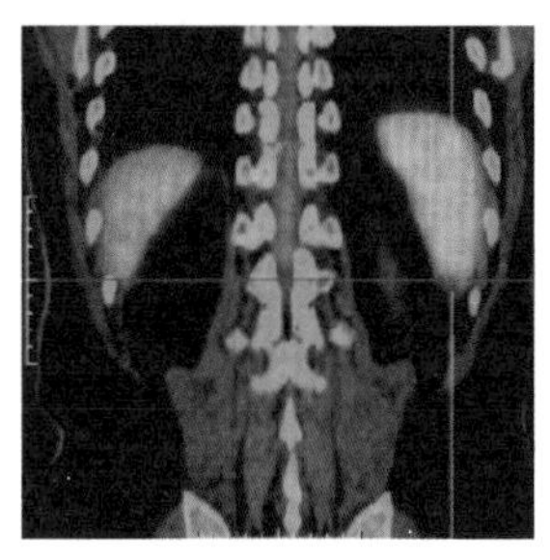
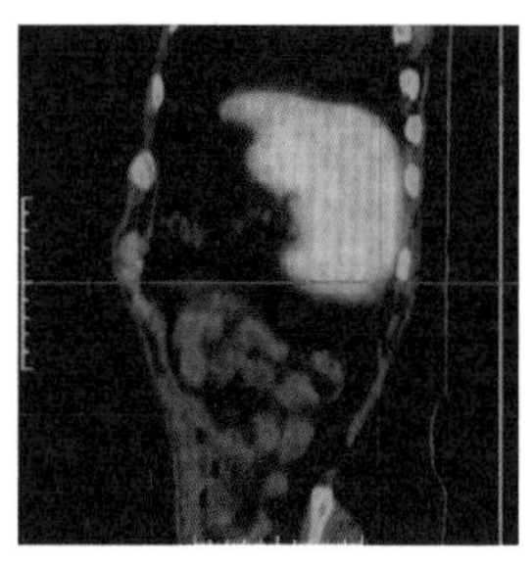

脾脏 FDG 摄取弥漫性增高，SUVmax：5.4，脾脏后下部可见类圆形低密度影，边缘不清，直径约 1.5 cm，局部未见 FDG 摄取增高。

图 19－2　PET-CT

结论：

骨髓涂片光滑，无骨髓小粒。

骨髓增生活跃。M:E=9.85:1

粒系占 64%，分叶核粒细胞比例明显升高。粒系细胞形态未见明显异常改变。

红系占 6.5%，各阶段幼红细胞比例减低或缺如，幼红细胞形态未见明显异常改变。

淋巴细胞占 23%。偶见不典型淋巴细胞。

单核细胞占 6%。偶见巨噬细胞吞噬血小板。

浆细胞占 0.5%，形态未见明显异常。

约 $4.5cm^2$ 片膜内仅找到巨核细胞 1 个，为少量产板巨核细胞。涂片内血小板成堆及散在分布。涂片内可见凝丝，凝丝内聚集多量血小板。

未见寄生虫。

外周血涂片：中性粒细胞比例升高，核左移。成熟 RBC 轻度大小不等，正细胞性，中心淡染区正常。血小板散在分布，形态未见明显异常。

诊断：

粒系、红系各阶段细胞可见，未见明显发育异常。

考虑骨髓有稀释，请结合临床，结合骨髓活检等相关检查，综合评估。

检验者：

审核者：

日期：2021 年 5 月 25 日

图 19－3　第 1 次骨髓穿刺结果

结论：

骨髓取材、制片良好；骨髓增生活跃，M：E＝2.30 ：1

粒系增生活跃，晚幼与杆状粒细胞比例增高，不同阶段粒细胞形态未见明显异常。

红系增生活跃，晚幼红细胞比例增高，各阶段有核红细胞形态大致正常。

淋巴细胞占 10.0 %，多为成熟阶段小淋巴细胞；单核细胞 1.3 %，淋巴与单核细胞形态未见明显异常。

涂片中极偶可见噬血细胞（吞噬零星 RBC）。可见利什曼原虫无鞭毛体。

约 $4.5cm^2$ 片膜可见巨核细胞 56 个，颗粒型巨核为主，偶见零星产板巨核，可见血小板成小堆及散落分布。

外周血：成熟 RBC 轻度大小不等，正细胞、正色素性为主，少见碎片及泪滴 RBC。血小板散落分布，形态未见明显异常。中性粒细胞比例增高伴明显核左移。

诊断：

粒、红两系增生活跃；（外周血：中性粒细胞比例增高伴明显核左移）

产板巨核不易见，（极偶可见噬血现象），可见利什曼原虫无鞭毛体。

请结合临床与相关检查

检验者：

审核者：

日期：2021 年 7 月 2 日

图 19－4　第 2 次骨髓穿刺结果

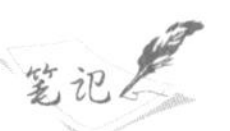

血宏基因测序：检出利什曼原虫、杜氏利什曼原虫（图19－5）。

一、患者基本信息及样本信息

患者信息					
姓　名	■	性　别	男	出生日期	■
订单号	S00256763	住院号	■	床　号	■
临床信息					
临床诊断	发热待查				
用药史	拉氧头孢，莫西沙星，甲强龙，安灭菌				
临床检测	-		重点关注病原	-	
样本信息					
样本类型	外周血	样本编号	A210630BCPR015	检测类型	DNA 病原+耐药检测
采样日期	2021.06.29	收样日期	2021.06.30	报告日期	2021.07.01

二、检测结果概览

病原鉴定及耐药检测	
病原微生物检出	细菌：未检出
	真菌：未检出
	DNA 病毒：未检出
	其他：婴儿利什曼虫、杜氏利什曼虫
耐药基因检出	未检出
疑似背景检出	具体见报告

图19－5　宏基因组测序

第2次骨髓涂片检查发现利什曼原虫无鞭毛体（图19－6）。

【诊断】

入院后初步诊断：发热待查，肝损伤，高血压，2型糖尿病。

最终诊断：利什曼病，噬血细胞综合征，干燥综合征。

【治疗】

先后予抗细菌及实验性抗结核治疗，效果欠佳。体温无明显变

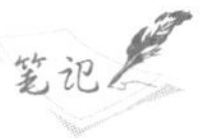

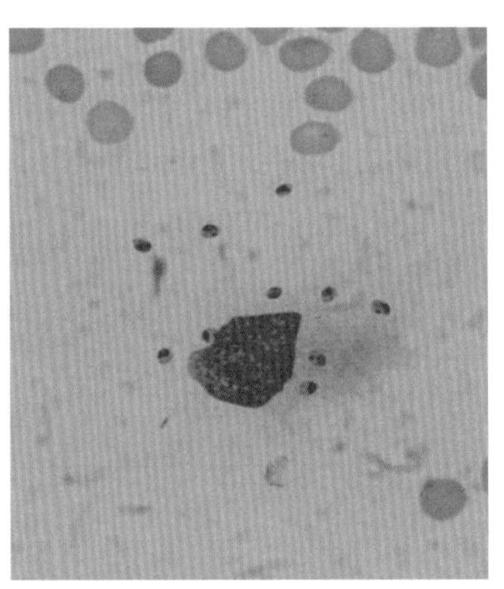

图 19－6　第 2 次骨髓涂片

化。予地塞米松及甲强龙抗炎治疗，效果欠佳，出现血小板及血色素下降，不除外噬血细胞综合征。第 2 次行骨髓穿刺报告：偶可见到噬血细胞，可见利什曼原虫无鞭毛体。送检全血宏基因测序提示利什曼原虫、杜氏利什曼原虫；送检血利什曼原虫抗体为阳性。予两性霉素 B 加葡萄糖酸锑钠治疗 3 个疗程后体温正常。随访体温均正常。

病例分析

利什曼病是以白蛉为媒介的虫媒性疾病。北京并不是利什曼病的流行区，但偶有散发病例的报道。利什曼病包括皮肤利什曼病、内脏利什曼病等，免疫系统过度激活会导致噬血细胞综合征。不少患者表现为无症状感染，潜伏期数周到数年不等。大多数无症状感染者可终身携带活虫，免疫力抑制时可出现症状。临床确诊需要组织（通常是骨髓或脾脏）涂片观察到特征性无鞭毛体或培养出寄生虫。

笔记

本例患者长程发热，热型不规则，可自行降至正常，体温正常后无不适主诉，无明确疫区居留史，合并干燥综合征，病程中出现脾大、贫血、球蛋白升高及铁蛋白等炎症因子升高，出现噬血细胞综合征。多次入院不能明确诊断，正规抗细菌等治疗无效。实验性抗结核治疗及激素抗炎治疗均无效。行全血宏基因组测序，发现利什曼原虫及杜氏利什曼原虫。第2次骨髓涂片检查发现利什曼原虫无鞭毛体。予两性霉素B及葡萄糖酸锑钠治疗疗效显著。

病例点评

利什曼病潜伏期长，发病时间及病情与患者自身免疫功能有一定的相关性。血利什曼原虫抗体阳性可协助诊断。骨髓涂片见到特征性无鞭毛体可明确诊断，但往往会漏诊。全血病原体宏基因组测序对于原虫的诊断有一定的特异性和敏感性，但目前价格过于昂贵，不利于推广。对于无明确流行病学史的不规则发热，应警惕该病的可能性。

（胡　岚）

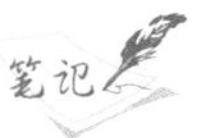

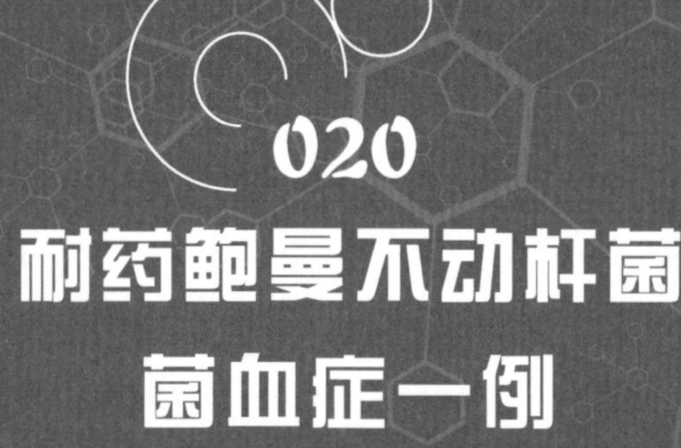

020 耐药鲍曼不动杆菌菌血症一例

病例介绍

患者，男，43 岁。主因发热 3 月余，于 2013 年 12 月 31 日收入院。

既往史：高血压病史 4 年，平时血压维持在 150/110 mmHg，间断口服硝苯地平缓释片，血压控制不佳。高脂血症 5 年余，未系统治疗。

3 个月前患者因主动脉夹层行主动脉弓置换术，术后开始出现间断发热，考虑纵隔感染，给予敏感抗生素抗感染及纵隔感染清创术，引流液及血培养为鲍曼不动杆菌，对多粘菌素 B 及替加环素敏感。患者应用多粘菌素联合替加环素后体温降至正常，但出现急性肾损伤，将多粘菌素减量后，患者再次发热。为进一步治疗，来我院住院。

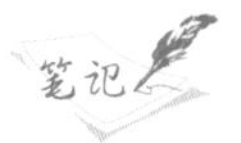

【体格检查】

左肺呼吸音低，主动脉第一听诊区可闻及收缩期3/6级吹风样杂音。胸前胸骨旁可见从纵膈病灶引流出的引流管，引流液为淡黄色。

【实验室及影像学检查】

血常规：白细胞及中性粒细胞升高，肌酐升高。血培养结果：鲍曼不动杆菌，XDR耐药。

超声心动图：主动脉弓部人工血管置换术后感染，主动脉弓部赘生物，主动脉瓣赘生物，主动脉二尖瓣关闭不全。

胸部CT：双下肺炎症，主动脉支架术后（图20－1）。

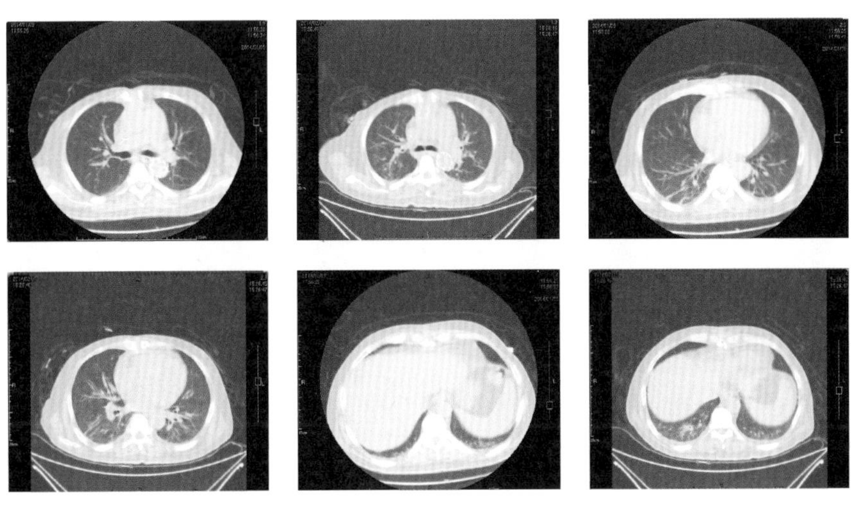

图20－1 胸部CT

【诊断】

初步诊断： 脓血症，血流感染，纵隔感染，肺部感染，主动脉弓人工血管置换术后，人工血管内膜感染，急性肾功能不全，高血压，心功能不全。

最终诊断： 菌血症，肺炎，人工血管感染，纵隔感染。

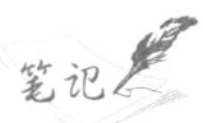

【治疗】

入院后给予替加环素联合亚胺培南西司他丁钠、米诺环素抗感染治疗7天，考虑混合厌氧菌感染，停用米诺环素加用甲硝唑治疗6天后停用甲硝唑，加用口服利福平、增效联磺片治疗9天，患者再次出现高热，引流液增多，引流液及血培养仍为泛耐药鲍曼不动杆菌，对注射用头孢哌酮钠舒巴坦钠及替加环素耐药。痰培养为大肠埃希菌（ESBL阳性）。停用亚胺培南西司他丁钠、替加环素、利福平、增效联磺片，改用磷霉素联合注射用头孢哌酮钠舒巴坦钠，后改为注射用头孢哌酮钠舒巴坦钠联合环丙沙星、依替米星抗感染治疗，给予静脉注入免疫球蛋白提高免疫、中药清热解毒辅助治疗，给予纵隔引流定期清创换药，患者仍间断发热，复查血常规白细胞正常，肌酐正常，家属要求自动出院。

【随访】

2019年电话随访其家属：家属叙述本例患者出院半年后不治离世。

病例分析

1953年Voorhees第1次将人工血管用于腹主动脉移植，目前人工血管移植已被广泛应用于全身各部位，但移植后发生人工血管感染依然是术后严重并发症，文献报道概率为1%～6%。虽然比例不高，但处理上较困难，病死率较高，主要死亡原因包括吻合口破裂出血、截肢、全身感染等。引起人工血管感染的病原体以细菌居多，以金黄色葡萄球菌、表皮葡萄球菌为主，近几年由于院内获得性感染的增多，大肠杆菌、铜绿假单胞菌明显增多，少见病原体包括真菌、支原体等。而鲍曼不动杆菌目前是我国最重要的超级细

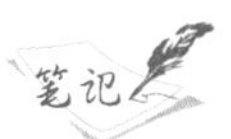

菌，在治疗上存在诸多困难，尤其是泛耐药鲍曼不动杆菌及全耐药鲍曼不动杆菌，常用药物有：①以舒巴坦为基础，可与米诺环素、阿米卡星、碳青霉烯类、多粘菌素类联合用药；②以多粘菌素为基础，联合舒巴坦、碳青霉烯类；③以替加环素为基础联合舒巴坦、碳青霉烯类、多粘菌素、喹诺酮、氨基糖苷。

人工血管感染治疗包括内科保守治疗和手术治疗，文献报道符合以下条件可尝试保守治疗：①人工血管材料为 PTFE；②移植血管仍保持通畅；③吻合口完整，无破裂出血；④患者无全身脓毒血症表现；⑤引起感染的细菌是非假单胞菌属的细菌。保守治疗包括局部感染清创换药引流、应用抗生素清洗、应用杀菌敷料、静脉给予敏感抗生素至少 6 周以上、负压封闭辅助伤口闭合技术。但对于主动脉人工血管感染尚无有效保守治疗办法，条件许可均需手术切除人工血管。对于没有手术条件的患者，可对人工血管周围积液行置管引流，灌洗抗生素，彻底清创。

本例患者为 43 岁男性，既往高血压，主动脉夹层破裂，人工血管置换术后发热，纵隔引流液及血培养多次均为耐药鲍曼不动杆菌，故确诊。给予替加环素抗生素治疗后，效果欠佳，提示内科治疗失败，需外科清创。但因患者不符合外科手术条件故未能治疗，预示预后差。

病例点评

1. 本例患者为人工血管感染，最佳治疗为手术 + 抗生素治疗，但由于患者一般条件较差，不能耐受手术，仅行清创引流，感染灶未去除，使内科治疗效果大打折扣，如有条件还是应该手术切除感染血管。

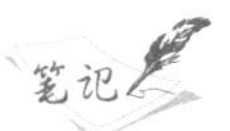

2. 患者反复血培养及引流液均为泛耐药及全耐药鲍曼不动杆菌，应用多粘菌素治疗后出现肾功能不全，使药物选择受到限制，同时对其他抗生素的敏感性差，增加治疗难度。

3. 对于此类术后感染、脓毒血症、免疫功能较差患者，还应考虑合并真菌感染可能，应该努力查找真菌感染的证据。

4. 对于人工血管感染，药物治疗仅能有限延长生存期，并不能改变结局，还应积极改善患者一般状态，及时行手术治疗。

（李佳佳）

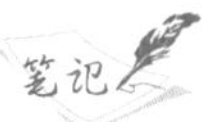

021 肾移植术后军团菌重症肺炎一例

病例介绍

患者，男，57 岁，主因“发热 4 天，伴咳嗽、咳痰 2 天”于 2021 年 4 月入院。患者 4 天前劳累（外出旅游 1 个月，无牧区、动物接触史，无不洁饮食）后头晕，夜间出现发热，最高体温为 38.0 ℃，伴畏寒、出汗，无寒战。2 天前出现咳嗽、咳痰，为白色黏痰，有血丝，不易咳出，伴喘憋，体温最高 39.4 ℃。

既往史：慢性肾炎、慢性肾功能不全病史 33 年，因肾功能衰竭于 1990 年行右侧肾移植，后因排异、肾功能衰竭于 2003 年行左侧肾移植，因再次排异、肾功能衰竭于 2013 年行右侧肾移植，目前规律服用他克莫司 2.5 mg bid、吗替麦考酚酯 750 mg bid、泼尼松 10 mg qd 抗排异，血肌酐在 130 μmoL/L 左右。高血压病史 33 年。

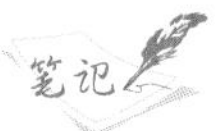

【体格检查】

T 38.7 ℃，P 128 次/分，R 25 次/分，BP 156/87 mmHg，脉氧 71%（未吸氧）。神清状弱。双肺可闻及散在湿性啰音。心率 128 次/分，律齐，未闻及杂音。腹软，无压痛、反跳痛。双下肢无水肿。

【实验室及影像学检查】

血常规：WBC 3.04 × 10^9/L，GR% 94.2%，PLT 60 × 10^9/L，CRP 174 mg/L，Cr 394 μmoL/L，PCT > 60 ng/mL。血气：pH 7.35，PCO_2 32.7 mmHg，PO_2 69.2 mmHg，HCO_3^- 17.8 mmoL/L（面罩吸氧 10 L，氧合指数 168）。

胸部 X 线检查示右肺实变（图 21－1）。胸部 CT 示右侧肺炎（图 21－2）。

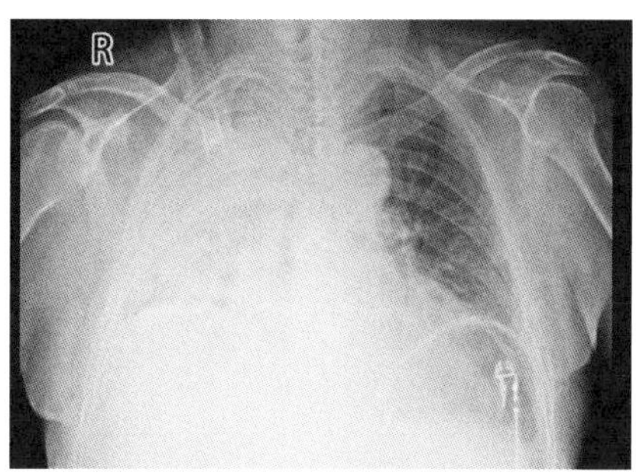

图 21－1 胸部 X 线

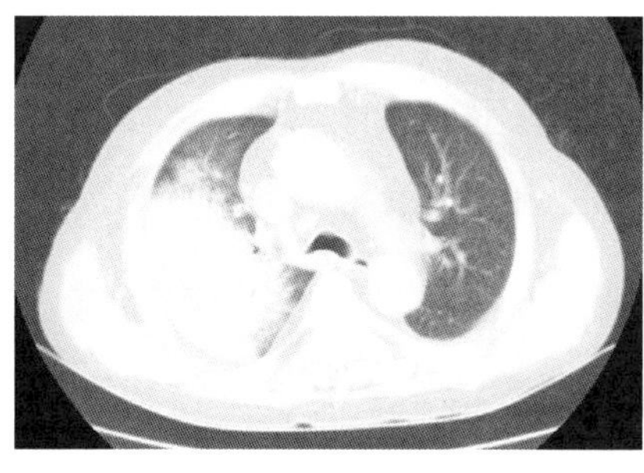

肺窗

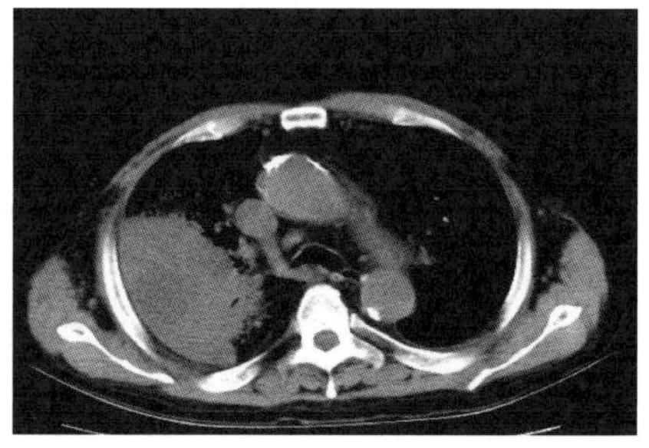

纵隔窗

图 21－2 胸部 CT

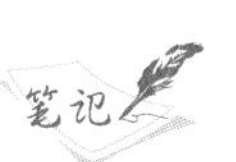

【诊断】

入院诊断：重症肺炎、脓毒症（急性呼吸窘迫综合征、急性心肌损伤、慢性肾功能不全急性加重）、肾移植术后。

最终诊断：军团菌重症肺炎。

【治疗】

入院当天晚上出现呼吸窘迫加重，无创呼吸机效果不佳，予气管插管、呼吸机支持治疗，转至重症监护室。在重症监护室完善化验：痰培养：阴性。多次血培养：阴性。尿培养：阴性。肺炎支原体、衣原体抗体：阴性。病毒四项（巨细胞病毒 IgM 抗体、弓形虫 IgM 抗体、风疹病毒 IgM 抗体、单纯疱疹病毒 Ⅰ + Ⅱ 型 IgM 抗体）：阴性。EBV-DNA 阴性。CMV-DNA：3573 copies/mL。痰耶氏肺孢子菌：阴性。痰找结核：阴性。结核感染 T 细胞检测：阴性。床旁支气管镜肺泡灌洗液培养阴性。肺泡灌洗液定量宏基因组检测：嗜肺军团菌（序列数 100245，相对丰度 90.71%）。外周血定量宏基因组检测：嗜肺军团菌（序列数 115562，相对丰度 90.36%）。

诊断军团菌重症肺炎明确，予莫西沙星 0.4 g ivgtt qd 抗感染治疗，5 天后顺利脱机拔管，1 周后转回我科病房，因再次高热至 39.3 ℃，再次行支气管镜检查，肺泡灌洗液细菌培养为产气克雷伯菌，再次查肺泡灌洗液定量宏基因组检测：嗜肺军团菌（序列数 23708，相对丰度 79.42%），同时外周血定量宏基因组检测：嗜肺军团菌（序列数 205，相对丰度 9.03%）。经莫西沙星治疗后，军团菌数量明显下降，但合并产气克雷伯菌，结合药敏结果，给予莫西沙星联合替加环素 50 mg ivgtt q12h 抗感染治疗，体温逐步降至正常，痰培养转阴。胸部 CT 提示肺炎逐步吸收，替加环素应用 4 周后停用，莫西沙星连续使用 6 周后停用，复查血常规、CRP、PCT 均正常，氧合指数 >300。复查胸部 CT 及胸部 X 线示肺炎较前吸收

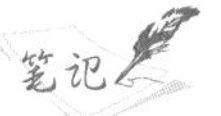

（图 21－3），顺利出院。出院 3 周后复查胸部 X 线，肺炎明显吸收（图 21－4）。

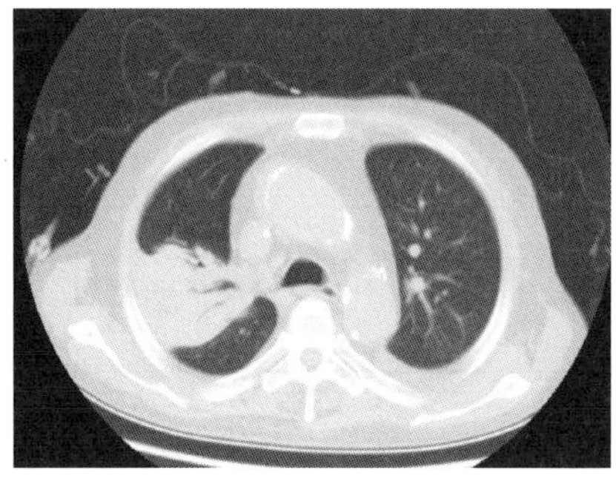

肺窗

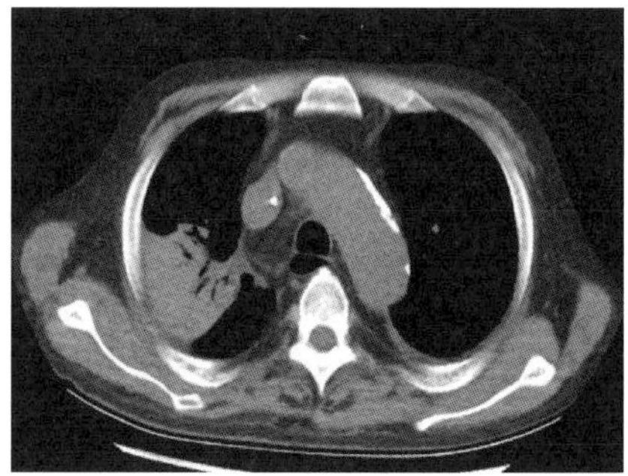

纵隔窗

图 21－3　出院前复查胸部 CT

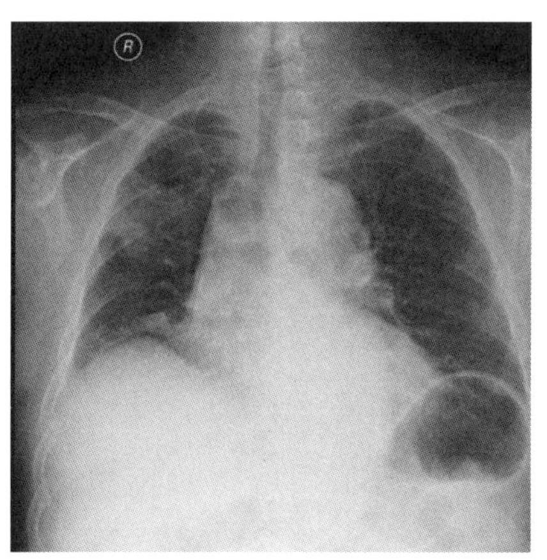

图 21－4　出院 3 周后复查胸部 X 线

病例分析

患者为 57 岁男性，主因“发热 4 天，咳嗽、咳痰 2 天”入院。既往史：先后 3 次肾移植术后，长期口服免疫抑制剂及激素治疗。重症肺炎并发急性呼吸窘迫综合征、脓毒症，CRP、PCT 明显增高，胸部 X 线及 CT 示右肺大片肺炎，2 次肺泡灌洗液和外周血定

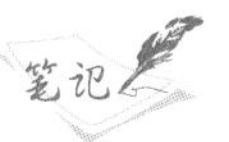

量宏基因组检测示军团菌感染。予莫西沙星治疗 8 周、替加环素治疗 4 周，肺炎明显吸收。故肾移植术后重症军团菌肺炎诊断明确。

患者入院时，痰培养阴性，第 2 次支气管镜灌洗液细菌培养为产气克雷伯菌，考虑为军团菌合并产气克雷伯菌感染，予莫西沙星联合替加环素后病情好转。患者病程中查血示 CMV-DNA 阳性，考虑合并 CMV 病毒感染，予更昔洛韦抗病毒治疗后复查 CMV-DNA 也转阴。

病例点评

军团菌肺炎又称军团菌病，是军团菌感染最常见的表现，可散发或在暴发期发生。暴发常与医院、酒店、公寓楼等大型设施的供水污染有关。夏秋季多见。宿主的危险因素有高龄、吸烟、慢性呼吸道疾病、糖尿病、免疫功能低下疾病如 HIV、实体器官移植术后。本例患者处于肾移植术后，发病前有旅游史，发病时已初夏，都是患军团菌肺炎的危险因素。

军团菌肺炎的临床表现与其他类型的肺炎相似，主要症状包括发热、咳嗽和呼吸急促。体格检查可闻及啰音和（或）实变的其他体征。影像学检查表现多样且不具特异性，最常见的是单叶斑片状浸润影，可发展为实变。严重者可出现肺内空洞或肺脓肿，常伴有胸腔积液。本例患者具有比较典型的军团菌临床表现和影像学特征。

军团菌的检测方法有核酸检测（如 PCR）、尿抗原检测、定量宏基因组检测等。定量宏基因组检测属于比较新的检测手段，与前面几种传统方法相比，更有利于与其他病原菌的鉴别诊断。本例患者通过 2 次肺泡灌洗液的定量宏基因组检测，尽早明确了病原菌，

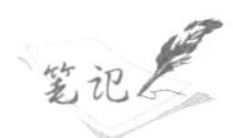

实现了早期目标治疗，经及时的疗效评估，取得了满意的治疗效果，最终挽救了生命。

军团菌肺炎的抗生素治疗首选喹诺酮类、大环内酯类药物，原因在于此类药物能达到较高的细胞内浓度，并可穿透肺组织，且能有效对抗可造成人类感染的各种军团菌。同时，还可选四环素类药物，据报道替加环素可有效用于部分难治性嗜肺军团菌感染者的挽救性治疗。

本例患者选择了喹诺酮类药物治疗，后因合并产气克雷伯菌感染，加用替加环素治疗，取得良好的效果。

总之，军团菌肺炎在社区获得性肺炎中占一席之地，需要高度重视，特别是具有危险因素的人群和进展迅速的重症肺炎患者。

（黄光伟）

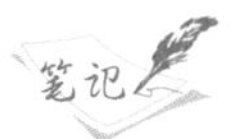

022
肾移植术后肺曲霉菌病一例

病例介绍

患者，男，55 岁，主因“发热，伴咳嗽、咳痰半月余。”于 2020 年 12 月 22 日收入我科。

既往史：21 年前行同种异体肾移植术，现规律口服激素及抗排异药物治疗，高血压，曾腰椎骨折保守治疗康复。

患者半月余前因“肺部结节”为求手术治疗于北京某医院入院，随后出现体温升高，为持续发热，夜间为著，体温最高 38.8 ℃，伴畏寒，无寒战，伴咳嗽，咳少量白痰，口干，乏力，恶心，无呕吐，无心悸、胸闷，无眼干、光过敏、口腔溃疡等不适，予对乙酰氨基酚治疗后，体温可降至正常，后再次升高，予头孢地尼带药出院，建议体温降至正常后再行外科治疗。出院后患者自行加用“连

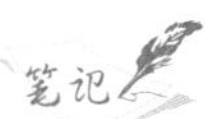

花清瘟”，口服1周后仍持续发热，6天前于北京某医院就诊，继续予头孢地尼抗感染治疗，体温高峰下降至37.7 ℃，上午为著。1天前于我院门诊就诊，以“肺占位并发热待查”收入我科。

【体格检查】

右下腹可触及包块（移植肾脏），无压痛，双下肢可疑轻度可凹陷水肿，余全身查体未见异常。

【实验室及影像学检查】

入院前检查

血常规+C反应蛋白：WBC 4.94×10^9/L，GR% 87.3%，HGB 68 g/L，CRP 30.64 mg/L。新型冠状病毒核酸检测—咽拭子：阴性。新型冠状病毒抗体检测（IgG+IgM）：阴性。

胸部CT（图22-1）：①左肺上叶、右肺中叶及下叶段散在小片状磨玻璃密度影，考虑炎症，请结合临床并治疗后复查；②左肺下叶后基底段、脊柱旁团片状软组织密度影，性质待定，建议增强检查；③右上肺钙化小结节影，考虑陈旧灶；④冠状动脉粥样硬化改变；⑤双肾萎缩。

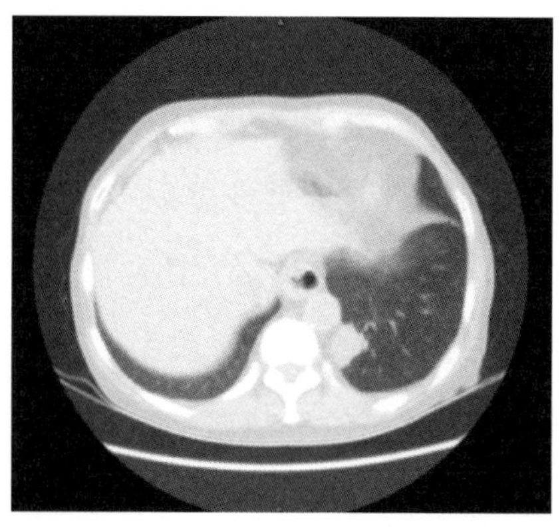

图22-1　2020年12月21日我院发热门诊胸部CT

入院后检查

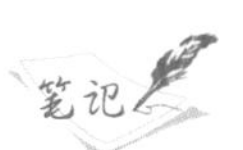

血常规：WBC 4.34×10^9/L，HGB 62 g/L，PLT 146×10^9/L。

生化：ALT 145 U/L，AST 71.2 U/L，ALB 32.8 g/L，Crea 393.0 μmol/L，TnT 0.023 ng/mL，NT-proBNP 1030 ng/L。

DIC：Fbg 5.64 g/L，D-Dimer 1.70 mg/L。

血气+离子分析：pH 7.307，PCO_2 27.40 mmHg，PO_2 105.00 mmHg，SBE −12.9 mmol/L。

尿常规：蛋白质（+）。便常规+潜血：阴性。

淋巴细胞亚群检测：$CD3^+$ 86.34%，$CD4^+$ 67.91%，$CD8^+$ 16.52%，$CD16^+$ $CD56^+$ 4.83%，$CD19^+$ 7.63%。艾滋病、梅毒、乙肝、丙肝项目均正常。中性粒细胞碱性磷酸酶积分0。内毒素：<10.00 pg/mL，PCT 1.57 ng/mL，ESR >140 mm/h。痰培养（仅2020年12月30日阳性）：肺炎克雷伯菌（敏感株），随后4次痰培养均阴性。7次血培养、2次尿培养、1次便培养均阴性。CMV-DNA 16345 copies/mL，EB-DNA（血浆）阴性。痰找耶氏肺孢子菌：阴性。肺炎支原体：1:80。肺炎衣原体、呼吸道合胞病毒抗体、Q热立克次体、副流感病毒、弓形虫、风疹、单疱IgM、出血热抗体检测IgM+IgG、肥达试验、外斐反应、布氏杆菌虎红实验、抗莱姆病BB抗体检测、腺病毒+柯萨奇病毒、难辨梭菌毒素A/B均为阴性。T-SPOT、抗结核抗体、2次痰、尿找结核菌及PPD均为阴性。G实验、GM实验、痰找真菌、尿找真菌、便找真菌及培养均阴性。

ANA、ENA、ANCA、抗心磷脂抗体、抗环瓜氨酸肽抗体、RF+抗链“O”、免疫球蛋白+补体均未见异常。

铁蛋白1090.40 ng/mL。库姆斯试验：阳性。BCR-ABL（血）：阴性。

腹部超声：原双肾萎缩，移植肾弥漫性病变，移植肾囊肿。全身浅表淋巴结超声阴性。超声心动图未见异常，射血分数67%。

PET-CT回报：左肺下叶后基底段肿块，FDG代谢增高，首先

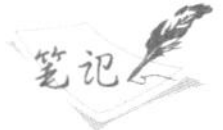

考虑恶性病变，建议胸外科会诊明确病理；右肺下叶背段近斜裂胸膜处实性小结节灶，未见异常 FDG 代谢增高，建议随诊观察；双肺内多发小片状磨玻璃密度影，考虑炎性改变；余无特殊。

入院后给予注射用哌拉西林钠他唑巴坦钠联合注射用更昔洛韦治疗，并停用吗替麦考酚酯，改口服激素为小剂量静脉 20 mg 甲强龙。复查 CMV-DNA（2021 年 1 月 12 日），为 689 copies/mL，较前明显下降，此时患者体温已正常 1 周。遂转入我院胸外科，拟行进一步诊治。

患者转入胸外科后，行 CT 引导下穿刺，术后病理回报：穿刺肺组织大部分肺泡结构消失，一侧可见大量坏死物及核碎片，周围多量组织细胞反应，上皮细胞未见明显异型性，不支持上皮性肿瘤，倾向炎性肉芽肿性病变，组织匀浆 PCR 未检测到结核分枝杆菌核酸。随后患者再次出现发热，因肿瘤证据不足，考虑炎性假瘤再次转回我院感染科。转入前复查胸部 CT 较前变化不明显，似增大，病灶可疑气泡，见图 22－2。

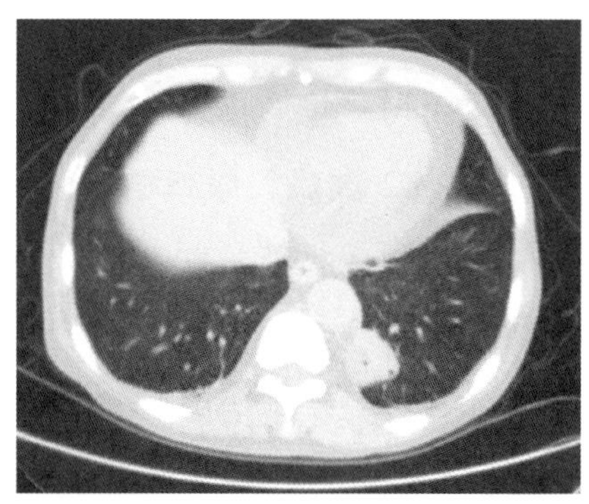

图 22－2　2021 年 1 月 26 日胸部 CT

转入后复查 CMV-DNA（2021-1-24），为 776 copies/mL，较前并无明显升高，同时鼓励患者送血及肺占位的组织块行高通量二代测序（mNGS），征求患者及家属同意后行第 2 次 CT 引导下肺组织

笔记

活检，病理回报：肺组织内部分呈间质性肺炎改变，部分肺泡上皮增生，肺泡腔内可见灶性组织细胞聚集，未见肿瘤表现（本例经多名医师阅片）。mNGS 回报：曲霉属：序列数 32，丰度 13.79%；黄曲霉，序列数 15。

随后将抗生感染方案调整为拉氧头孢联合卡泊芬净治疗，患者体温迅速下降，待体温持续正常 10 日后出院。

【诊断】

入院诊断：发热待查，肺部感染，CMV 感染，肺部结节，恶性肿瘤？冠状动脉粥样硬化改变，高血压 3 级（很高危），双肾萎缩，异体肾移植术后，肾性贫血（中度），腰椎陈旧性骨折。

最终诊断：肺曲霉菌病，肺部感染，冠状动脉粥样硬化改变，高血压 3 级（很高危），双肾萎缩，异体肾移植术后，肾性贫血（中度），腰椎陈旧性骨折。

【治疗】

在抗细菌治疗的基础上联合使用抗真菌药物，待病情平稳后，逐步恢复抗排异药物的剂量。

【随访】

患者由于经济因素，出院后自行停用卡泊芬净，改为口服伏立康唑，2 周后再次出现发热，就诊于辽宁某医院急诊。此时患者已出现肾功能恶化，神志改变，家属放弃治疗后去世，期间复查胸部影像学无明显变化。

病例分析

曲霉菌病是指由曲霉菌引起的变态反应、气道/肺部侵袭、皮肤感染或肺外播散等疾病，致病菌往往是烟曲霉、黄曲霉和土曲

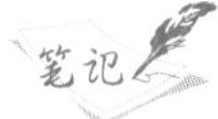

霉。曲霉菌普遍存在于自然界，吸入感染性分生孢子是常见事件。组织侵袭不常见，往往见于血液系统恶性肿瘤、造血干细胞移植或实体器官移植相关的免疫抑制患者。

目前认为此类疾病的发病机制是吸入的分生孢子遇到常驻吞噬细胞构成的固有防御，此类细胞是气道上皮细胞和肺泡巨噬细胞。上皮细胞对清除分生孢子的作用尚不明确。目前了解相对较多的是巨噬细胞，其促成分生孢子的清除和继发炎症的产生。分生孢子萌发成菌丝后，关键细胞壁成分（如β-D-葡聚糖）暴露，被巨噬细胞识别，然后巨噬细胞分泌炎症介质。这些介质导致中性粒细胞募集和细胞免疫激活，对杀灭潜在侵袭性微生物体（菌丝）及决定免疫应答的程度和性质非常重要。因此，发病风险及类型是多种细胞功能共同作用的结果，这些功能会影响分生孢子清除、炎症产生及侵袭性微生物体杀灭等邻近事件。

侵袭性曲霉菌病的组织病理学特征为跨越组织平面的感染进展。感染标志是血管侵袭继而出现梗死及组织坏死。据推测，真菌细胞表面成分可与血管壁成分相结合，后者包括基膜、细胞外基质和细胞成分，致使受侵袭动脉远端结构发生缺血及梗死。

一些基础病况会损害机体对吸入曲霉菌的肺部及全身免疫应答，是发生侵袭性肺曲霉病的危险因素。典型危险因素包括：重度和长期中性粒细胞减少；使用大剂量糖皮质激素；其他可致细胞免疫应答长期受损的药物或疾病，如用于治疗自身免疫性疾病和用于预防器官排斥的免疫抑制治疗方案、艾滋病等。

本例患者肾移植术后存在免疫功能低下的问题，同时患者平时居住条件相对欠佳，住院前表现为呼吸道症状，伴有发热，同时肺部影像学可见左下肺占位性病变，虽然一度血中CMV-DNA较高，似乎可以用巨细胞病毒感染来解释发热。肺部占位考虑肿瘤病灶，

笔记

但随诊病情的反复，以及多次穿刺病理的不支持，再次给我们以提示，可能存在炎性假瘤的可能，再次对患者进行组织块及血的mNGS时，提示存在曲霉菌属的感染，结合患者病理以及后期肺部影像学变化，考虑肺曲霉菌可能性大，随后调整抗感染方案后，患者体温迅速下降，也反向可以验证诊断的正确性。

病例点评

肺曲霉菌病也就是侵袭性曲霉菌病，并不少见，最常累及肺部。大多数侵袭性感染由烟曲霉复合种成员引起。一项报告纳入了美国218例感染患者，其中67%由烟曲霉复合种成员引起，其次为黄曲霉（13%）、黑曲霉（9%）和土曲霉（7%）。此类患者表现出多种症状和体征：发热、胸痛、呼吸急促、咳嗽和（或）咯血。中性粒细胞减少的肺曲霉菌病患者存在典型三联征：发热、胸膜炎性胸痛和咯血。但若有该病危险因素者未见这种三联征，也不应排除该诊断，因中性粒细胞减少的患者常有发热而无局部肺部症状，此类患者行肺部影像学检查常见肺结节和（或）浸润。本例患者由于免疫功能存在人为药物抑制，因此不能依靠典型的三联征或者典型的肺部影像来指导治疗，在这种情况下，如果临床可以拿到病原学证据自然是很好的，但往往曲霉菌的培养相对困难，如果患者的病灶部位较深，在支气管灌洗液均不能涉及的位置时有时候临床医生处理起来相对棘手。穿刺组织病理及组织块送mNGS为此类患者的诊断提供了新的思路，同时及时的试验性治疗也能很好地判断诊断是否准确。

（王　鹤）

笔记

023

肝癌被误诊为肝脓肿一例

病例介绍

患者，男，84 岁，主因“间断发热两月余”于 2015 年 4 月 7 日收入院。

既往史：有吸烟史，否认结核、肝炎、药物过敏等病史。

患者体温波动在 38.4 ~ 39.0 ℃，纳差，无畏寒、寒战，无咳嗽、咳痰，无潮热、盗汗，无尿频、尿急等不适症状。入院前 20 天于我院感染科就诊，先后予依替米星、米诺环素、头孢地尼抗感染治疗后，患者仍间断发热，体温高峰下降，在 38.5 ℃左右，共应用 10 天。6 天前，停药 2 天后再次出现发热，体温最高 39 ℃，就诊于附近诊所，给予头孢呋辛钠注射液、利巴韦林、地塞米松后体温降至 35.5 ℃，随后就诊于我院急诊，予以亚胺培南西司他丁

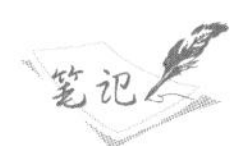

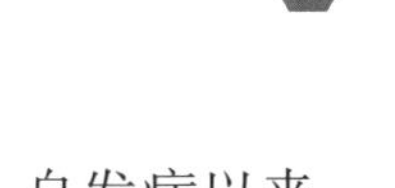

钠抗感染治疗后未再发热，为进一步诊治收入我科。自发病以来，患者二便正常，体重下降5 kg。

【体格检查】

T 37.3 ℃，P 81 次/分，R 20 次/分，BP 105/70 mmHg。口唇略发绀，桶状胸，肝区叩击痛阳性，双下肢水肿。其余查体未见明显异常。

【实验室及影像学检查】

入院前检查

入院前 20 天，血常规：WBC 16.68 × 10^9/L，GR% 85.9%，CRP 128 mg/L，PCT 0.48 ng/mL，ESR 51 mm/h，ALP 211 U/L，γ-GT 129 U/L，余项大致正常。

腹部超声：肝内多发性低回声结节，右肾囊肿。

腹盆腔 CT 平扫 + 增强：肝脏多发性低密度灶，肝脓肿可能；肝左叶内侧段较大病灶与肝门区、胆囊窝软组织密度分界不清，肿瘤不除外；胆囊显示不满意，肝左叶肝内胆管扩张，肝左叶不规则低密度灶，双肾囊肿（图23 –1）。

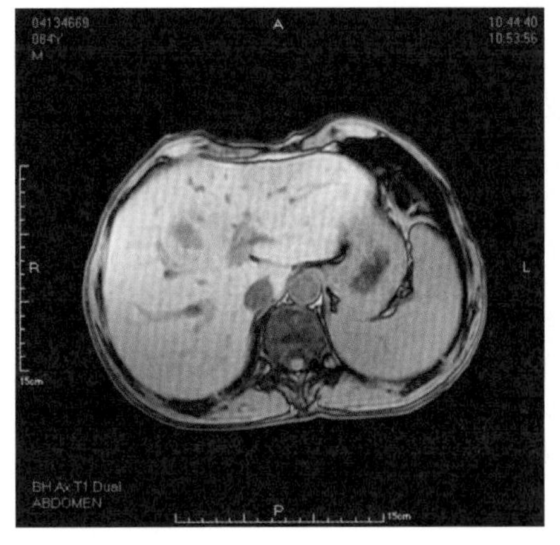

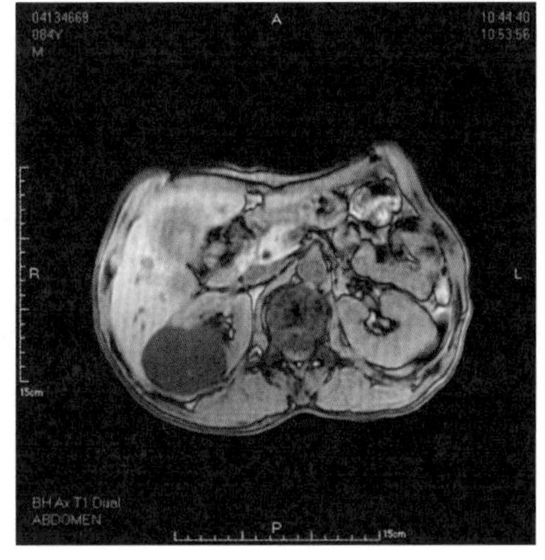

图23 –1　腹部 CT

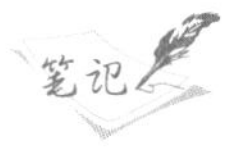

我院检查

血常规：WBC 19.67 × 10^9/L，GR% 81.9%，HGB 113 g/L，PLT 424 × 10^9/L，CRP 124 mg/L。

入院后，反复多次查血常规，白细胞波动在（11.2 ~ 20.6）× 10^9/L，GR% 81.5% ~ 90.2%，CRP 50 ~ 102 mg/L，PCT 0.33 ~ 1.93 ng/mL。内毒素 0.51 EU/mL。血分片：LY 8%，MO 9%，余项正常。布氏杆菌虎红实验：阴性。抗结核抗体试验：阴性。PPD：阴性。尿常规未见明显异常。

便常规 + 隐血：未见异常。便涂片找到少量真菌孢子。

在超声引导下行经皮肝脓肿穿刺引流术，引流出少许淡黄色液体，因标本量少未能行穿刺液常规检查及细菌学培养，仅涂片染色镜检未见细菌。

骨髓穿刺，取骨髓活检行病理检查，显示骨髓组织中红系略减少。在超声引导下经皮肝脓肿穿刺引流，取出灰白色组织 1 条，送病理检查示增生纤维组织中低分化癌浸润。免疫组化：Hep(-)、CK(+)、CK - L(+)、Vimenti(-)、Ki - 67(40% +)。考虑肝占位为低分化癌性浸润，患者两次癌胚抗原、甲胎蛋白均为阴性。

患者腹盆 CT 及 MRI 无明确病灶，原发癌来源不清。

MRI 报告：肝 S4、S5、S7 见多个大小不一类圆形异常高信号，部分融合呈蜂窝状改变，最大范围位于 S4 ~ S5 交界，约 5.9 cm × 6.7 cm，T_1WI 呈等低信号，T_2WI 呈高或稍高信号，中心信号更高，周围肝实质见片状不规则 T_2WI 稍高信号，边界模糊；DWI 可见环状或中心高信号，静脉注射 Gd-DTPA 后见周边逐渐环状或花环状强化，中心无强化，周围肝实质呈异常灌注，门脉显示可，左半肝肝内胆管轻度扩张，胆囊未见显示，肝外胆管未见扩张，肝门部见少许增大淋巴结，双肾见多个囊样无强化液性信号

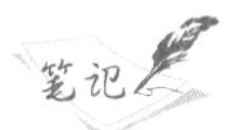

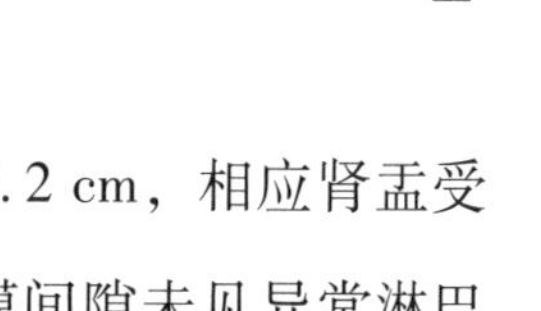

影，边界清楚，最大于右肾中部，约6.0 cm×6.2 cm，相应肾盂受压改变，脾脏及胰腺形态信号未见异常，后腹膜间隙未见异常淋巴结。检查诊断：①肝内多发异常信号，肝门部少许淋巴结，符合肝脓肿；②左半肝肝内胆管扩张；③双肾多发囊肿，右侧肾盂旁囊肿。

【诊断】

初步诊断：肝转移癌合并感染（原发癌来源不清），真菌感染，低蛋白血症，贫血，低钠血症，肝囊肿，双肾囊肿。

最终诊断：肝转移癌合并感染，真菌感染，低蛋白血症，贫血，低钠血症，肝囊肿，双肾囊肿。

【治疗】

患者入院后先后予以亚胺培南西司他丁钠、厄他培南、万古霉素、哌拉西林钠他唑巴坦钠、甲硝唑、氟康唑、盐酸莫西沙星抗感染及补液等对症处理，但症状控制不佳，患者仍间断发热，体温高峰波动在38.1～38.8 ℃，体温最高40 ℃，以下午和夜间明显。积极完善相关检查寻找病因，考虑诊断为肝转移癌合并感染（原发癌来源不清）、真菌感染、低蛋白血症、贫血、低钠血症、肝囊肿、双肾囊肿。予以哌拉西林钠他唑巴坦钠抗感染，后来患者自动出院。

病例分析

肝癌起病隐匿，临床症状多无特异性，以发热甚至高热为首发或唯一表现的肝癌较为少见，其临床症状及影像学特征酷似肝脓肿，易被误诊、误治。国外有病例报道肝癌合并感染、肝脏异物、放线菌肝脓肿、阿米巴肝脓肿被误诊为肝癌，国内也有病例报道原

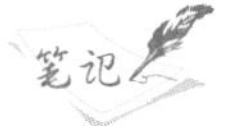

发性肝癌、肝转移癌、巨块型淋巴瘤被误诊为肝脓肿。因此，发热伴肝占位的患者应警惕发热型肝癌潜在的可能。AFP 及超声造影敏感性均较低，阴性预测值低，发热型肝癌 AFP 多不升高。无病毒性肝炎和肝硬化的嗜酒、肥胖、糖尿病、女性患者罹患肝癌有发热倾向。糖尿病、肝脓肿均为肝癌发生的危险因素，且肝癌可继发感染合并肝脓肿，血培养及脓液培养均可阳性，临床诊断欠明确的肝脓肿 3 个月内应加强随访。某些特殊型肝癌如多囊样、肉瘤样、未分化肝细胞肝癌可表现为发热型肝癌，排除肝外感染可能，诊断性抗感染无效则应考虑发热型肝癌可能。发热伴肝占位病例诊断欠明确时应及时行肝穿刺活检或手术治疗，对于发热型肝癌患者，肝穿刺活检假阴性率较高，甚至有剖腹术中细胞病理仅见炎症细胞的发热型肝癌，故应多次、多部位穿刺活检或者直接手术。

本例患者为 84 岁男性，既往否认结核、肝炎、药物过敏史，有吸烟史。本次为亚急性起病，间断发热两月余，多为中度热、高热。查体有肝区扣痛，腹部 CT 示肝脏多发低密度灶、肝左叶病灶性质待查。肝穿刺引流出少许淡黄色液体，肝穿刺病理为低分化癌，故诊断肝转移癌合并感染。但是给予亚胺培南西司他丁钠等抗感染药物治疗后，疗效欠佳，故考虑发热与肿瘤、引流不畅有关。

病例点评

有些肝癌可被误诊为肝脓肿，有些肝脓肿也可被误诊为肝癌，肝脏病灶穿刺病理可确诊，必要时可重复穿刺肝脏病灶，查病理以协助诊断。

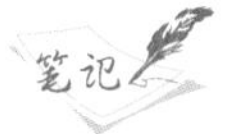

（曾亚薇）

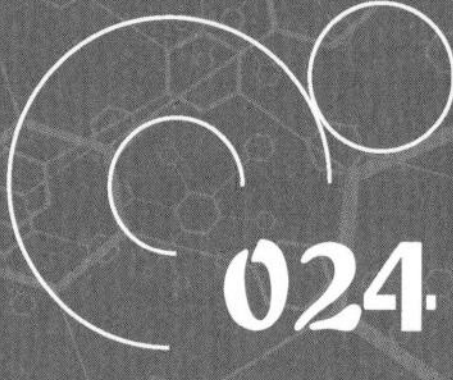

024 原发性肺腺癌并发副肿瘤综合征一例

病例介绍

患者，女，61 岁。主因“发热 1 周余。”于 2018 年 6 月 12 日收入我科。

既往史：高血压、糖尿病、慢性支气管炎、高脂血症、双膝骨性关节炎及甲状腺结节病史。既往行剖宫产术、左下肢软骨瘤摘除术，术后恢复良好。否认其他传染病及遗传疾病病史。

患者 1 周前受凉后出现间断高热，体温最高达 39.9 ℃，伴有畏寒、寒战，偶有咳嗽，咳少量白痰，略稀薄，易咳出，伴乏力、咽痛及周身肌肉酸痛，未诉其他不适，就诊于我院门诊，考虑为呼吸道感染，给予对乙酰氨基酚等对症治疗，病情无缓解。3 天前体温最高达 40.3 ℃，就诊我院查血常规：WBC 5.8 $\times 10^9$/L，GR%

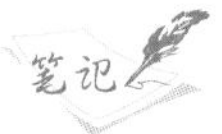

69.4%，PLT 92×10^9/L。甲型、乙型流感病毒抗原检测均阴性。胸部X线检查未见异常，仍考虑为呼吸道感染，继续予上述药物对症治疗，患者病情仍无改善。为求进一步诊治收入我科。

【体格检查】

神清状可，双肺呼吸音粗，左下肺可闻及散在干性啰音，余查体未见异常。

【实验室及影像学检查】

血气：pH 7.49，PCO_2 29.30 mmHg，PO_2 64.90 mmHg，HCO_3^- 21.80 mmol/L。

血常规 + CRP：WBC 4.50×10^9/L，GR% 79.1%，HGB 107 g/L，PLT 93×10^9/L，CRP > 160 mg/L。

尿、便常规均阴性。

生化：GLU 11.15 mmol/L，ALB 31.6 g/L，ALT 112 U/L，AST 89.6 U/L，Na^+ 127.2 mmol/L，K^+ 3.13 mmol/L，LDH 328 U/L。D-Dimer：3.20 mg/L。

血分片：LY 15%。

入院第2天（2018年6月13日）胸CT（图24－1）：双肺病变，炎症可能性大；右肺上叶磨玻璃密度结节，性质待定，建议1个月后复查；双肺部分支气管管壁增厚，炎性病变可能；纵隔及双腋窝多发小淋巴结，建议动态观察；心包少量积液；双侧少量胸腔积液。

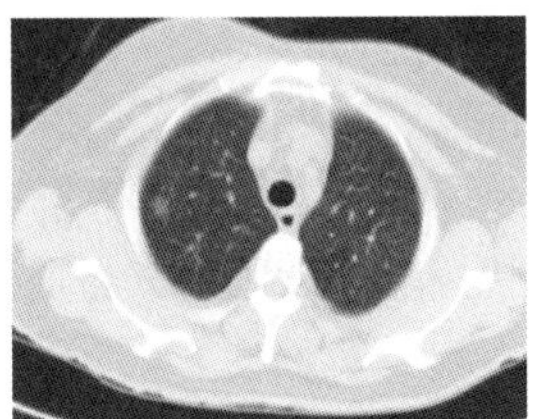
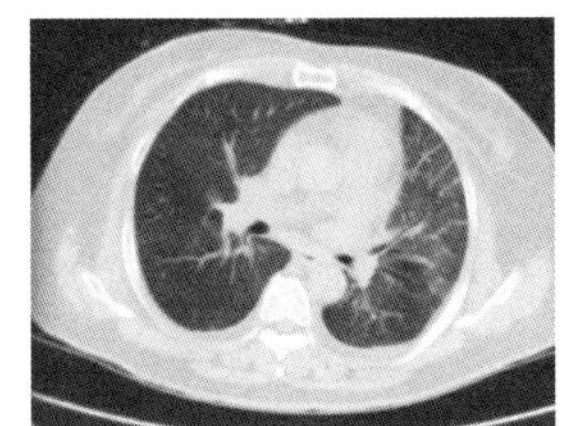
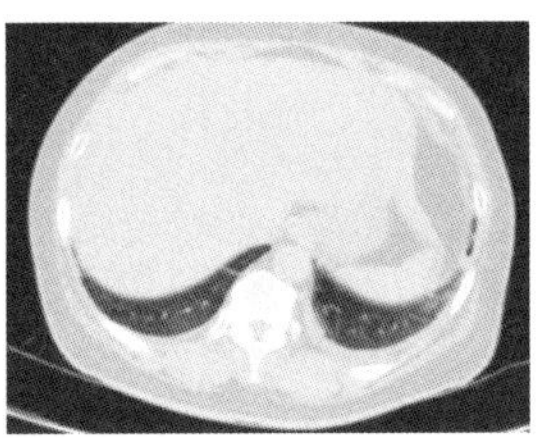

图24－1　入院后第1次胸部CT

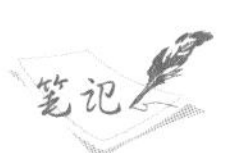

2018 年 6 月 14 日患者突发喘憋，不能平卧，呼吸明显困难，仍高热，体温 39.3 ℃。遂再次复查胸部 CT，提示（图 24-2）双肺磨玻璃密度影，较前范围增大；右肺上叶磨玻璃密度结节，大致同前；双侧胸腔积液，较前增多。

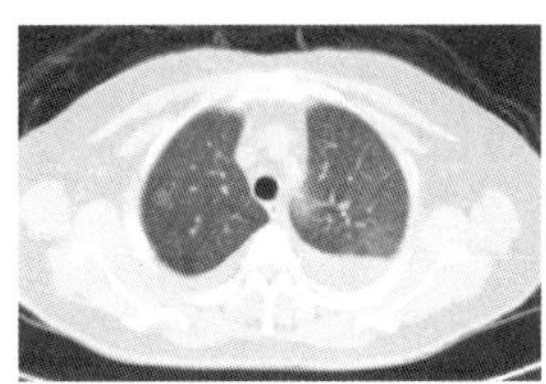
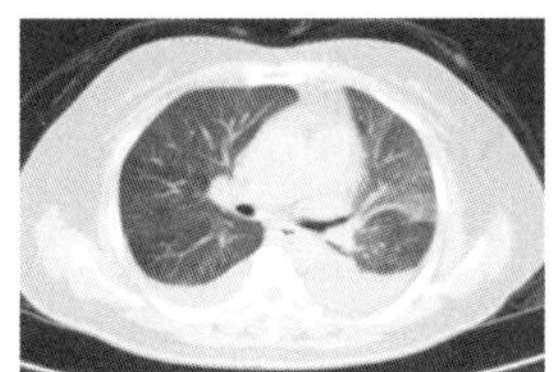
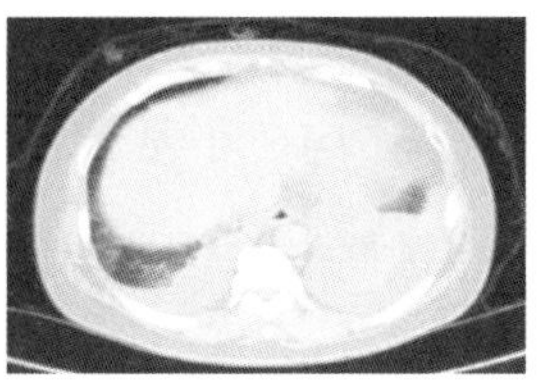

图 24-2 入院后第 2 次胸部 CT

考虑患者肺部感染加重，同时出现明显的双侧胸腔积液，进一步检查，穿刺留取胸腔积液等标本送检，回报：胸水常规：李凡它试验阴性，比重 <1.018，有核细胞计数 582×10^6/L，红细胞中量。白细胞分类：单个核细胞 55%，多个核细胞 45%。胸水生化未见明显异常。痰细菌涂片：可见 G^+ 球菌及 G^- 杆菌。4 次痰培养均阴性，3 次血培养均阴性，多次降钙素原检查在 0.28～0.44 ng/mL 之间。艾滋病、梅毒、乙肝、丙肝：阴性。中性粒细胞碱性磷酸酶积分 0。血清铁蛋白多次检查：674 ng/mL、608 ng/mL、394 ng/mL、370 ng/mL。淋巴细胞亚群检测：$CD3^+$ 55.48%，$CD4^+$ 28.25%，$CD8^+$ 24.47%。

弓形虫抗体、风疹病毒抗体、单纯疱疹病毒Ⅰ+Ⅱ型抗体、呼吸道合胞病毒抗体、Q 热立克次体、副流感病毒、腺病毒抗体、柯萨奇病毒抗体、CMV-DNA、EBV-DNA、肺炎支原体、肺炎衣原体、嗜肺军团菌血清学抗体、出血热抗体 IgM+IgG、肥达试验、外斐反应、布氏杆菌虎红实验、抗莱姆病 BB 抗体、卡氏肺孢子镜检+PCR 均为阴性。T-SPOT：A 8 SCFs/10^6PBMC，B 48 SCFs/10^6PBMC。抗结核抗体：阴性。2 次痰找结核菌均阴性。2 次尿找结核菌均阴性。

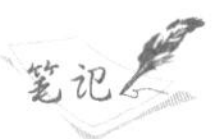

PPD 未见明显异常。G 实验 <60。GM 实验：阴性。痰、尿、便找真菌及培养均为阴性。

ANA、ENA、ANCA、HLA-B27、CCP、APF、AMA-M2、ACL 等均为阴性。RF 10.8 KIU/L，ASO 101 IU/mL，多次 ESR 结果为 43 mm/h、49 mm/h、58 mm/h、42 mm/h、28 mm/h。免疫球蛋白 + 补体：均在正常范围。AKA 阳性。

肿瘤标志物均阴性。骨穿涂片结果：粒细增生活跃，红系欠佳。骨髓病理回报：骨髓未见肿瘤性病变。骨髓流式细胞学亦阴性。染色体未见异常。副肿瘤综合征检测结果：Amphiphysin、CV2、PNMA、Ri、Yo、Hu 均阴性。

全身浅表淋巴结超声：双侧腋窝、腹股沟多发淋巴结，颈部淋巴结正常。超声心动图未见异常，射血分数 72%。腹部超声未见异常。

予对症补充白蛋白、平喘、利尿、吸氧等治疗后喘憋好转，仍有发热，复查胸部 CT 影像较前明显好转，见图 24-3。

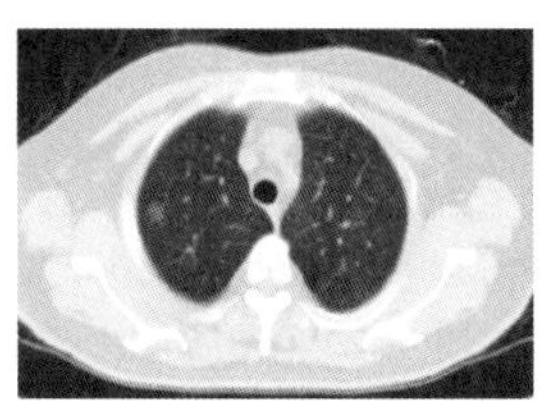
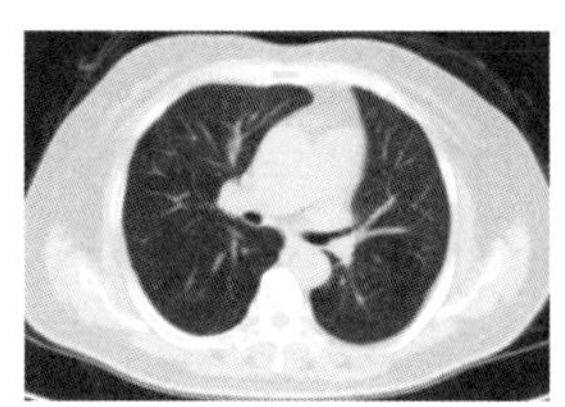
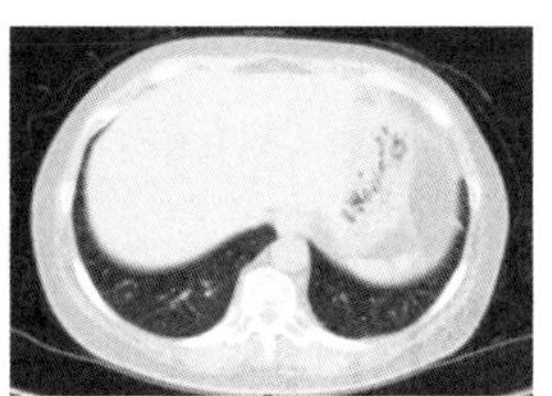

图 24-3　入院后第 3 次胸部 CT

肺部病灶明显好转的情况下，患者仍发热，遂完善 PET-CT：右肺上叶磨玻璃密度结节，FDG 代谢未见增高，恶性病变不除外（腺癌?）；十二指肠球部肠壁不规则增厚，FDG 代谢轻微增高，建议完善胃镜检查除外病变；左侧附件区饱满，未见异常 FDG 代谢增高，建议完善妇科超声检查；余无特殊。随后完善胃镜及妇科超声均未见明显异常。

笔记

此时考虑患者发热与感染相关性不大，遂停用抗生素，于1周后复查胸部CT（图24－4）。

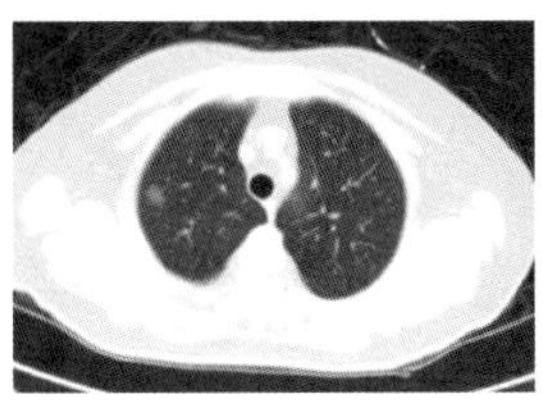 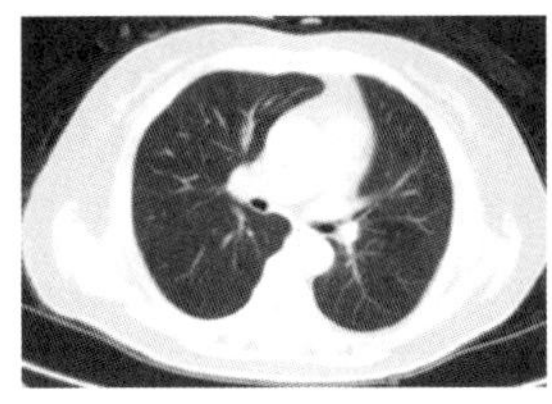 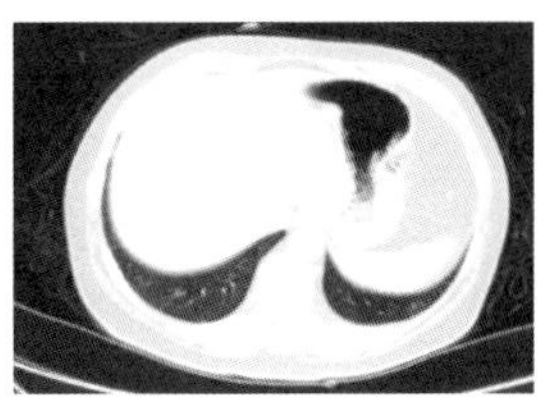

图24－4　入院后第4次胸部CT

患者此时体温仍高，考虑AKA阳性，血沉偏快，既往有骨关节炎，不除外自身免疫问题，且PET-CT示肺恶性病变（肺腺癌）不除外，考虑存在副肿瘤综合征的可能，给予8 mg甲泼尼龙治疗后患者体温正常，随后出院。1周后入外院，行右上肺占位切除术，术后病理回报：右肺上叶尖后段结节，肺原位腺癌，最大直径1 cm，未见明确脉管瘤栓及神经侵犯，未累计脏层胸膜及段支气管，切缘未见癌，周围肺未见明显异常。

【诊断】

入院诊断：发热原因待查，肺部感染？慢性支气管炎，血小板减低，高血压3级（很高危组），高脂血症，2型糖尿病，骨性关节炎（双膝），甲状腺结节（双侧），软骨瘤摘除术后。

最终诊断：副肿瘤综合征，右肺原位腺癌，慢性支气管炎，高血压3级（很高危组），高脂血症，2型糖尿病，骨性关节炎（双膝），甲状腺结节（双侧），软骨瘤摘除术后。

【治疗】

右肺占位切除术，停用其他药物。

【随访】

患者术后未再发热，同时未再服用激素，于2020年9月1日主因非ST抬高心肌梗死再次入我院心内科，2年间患者未再发热，于

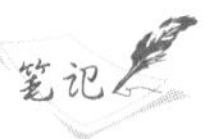

心内科住院期间复查胸部 CT 见图 24－5。

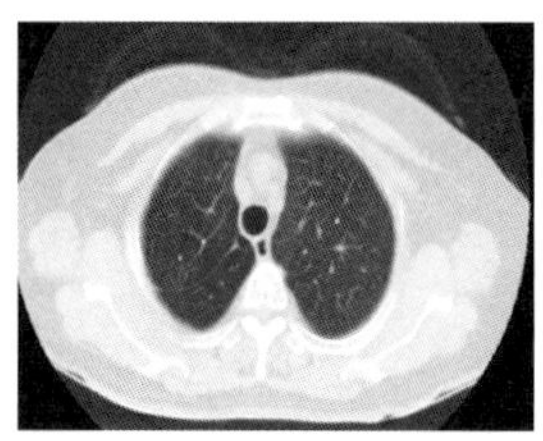
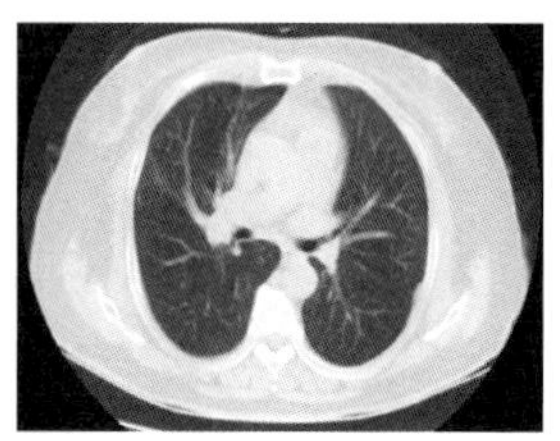
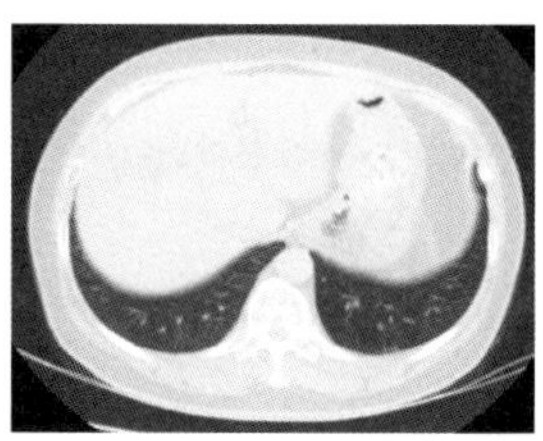

图 24－5　2020 年 9 月 1 日再次入院后胸部 CT

病例分析

副肿瘤综合征（paraneoplastic syndrome，PNS）是肿瘤性疾病中不十分常见的一种综合征，是与直接侵犯、阻塞和转移无关的远隔效应。早在 1888 年，Oppenheim 首先描述了 1 例恶性肿瘤合并周围神经病的病例。1890 年，Auche 报道了胃、胰腺、子宫的恶性肿瘤合并周围神经病。1956 年 Guichara 提出了副肿瘤综合征这一名词。此后国内外陆续有很多文献报道了副肿瘤的各种不同临床类型。副肿瘤综合征的病因和发病机制并不十分清楚，以前普遍认为可能由于肿瘤分泌某些直接损伤神经系统的物质，如分泌激素样物质和细胞因子，目前认为免疫因素肯定是十分重要的发病因素之一。肿瘤抗原引起对肿瘤本身的抗原抗体反应，产生大量的抗体。这种抗体可以与体内很多成分发生交叉反应，从而导致了 PNS 发生。发热也是副肿瘤综合征的一种表现，最常引起发热的肿瘤为肾癌、肝脏肿瘤、胰腺肿瘤等。近来也多次报道肺癌引起的以“发热”为表现的 PNS。

副肿瘤综合征诊断起来相对困难，同时也给外科医生提出了挑战，目前并没有十分特异的血清学指标，已知的一些检查指标不能

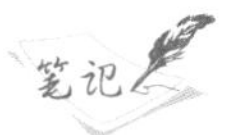

代表全部的副肿瘤综合征，往往需要通过治疗反推诊断，试验性治疗往往是诊断的“金标准”。

本例患者为61岁女性，除右肺占位以外，确实在病程中出现过肺部感染的征象，但是在肺部影像学明显好转，同时在病原学没有进一步提示的时候，我们要考虑非感染性因素诱发的可能性大，而在排除了血液性疾病如淋巴瘤、噬血细胞综合征及风湿自身免疫性疾病后，应高度怀疑肺部占位引发的可能，但此时并不能明确二者的相关性，只有在术后观察患者症状改善情况，才有助于患者的诊断。

病例点评

副肿瘤综合征其实在临床上并不罕见，国内文献报道329例肺癌患者中发热者54例，发生率为16.41%，其中因继发感染引起发热者占55.56%，而直接与肿瘤有关的发热只占9.26%。肺癌伴发热因病因不同发热程度不同，一般多为低到中度发热，合并感染者可有高热。国外的文献报告16%的肺癌患者可出现PNS，小细胞肺癌与非小细胞肺癌的比例为1∶4。男性多于女性，同时肺癌的副肿瘤综合征中癌性发热占13.7%，误诊率为44.6%。*BMC cancer* 中发表了1例酷似成人斯蒂尔病的肺腺癌患者，为56岁男性，反复的高热伴有咽痛、关节疼痛、白细胞增多，但没有获得感染的证据，经验性抗生素治疗无效，随后出现皮疹、肝功能异常及血清铁蛋白显著升高，高度支持成人斯蒂尔病的潜在诊断。最后作者给予患者成人斯蒂尔病样PNS的诊断。*Med J Malaysia* 也刊登过1篇病例报告，一位65岁男性吸烟者被诊断为右肺上叶鳞状细胞癌合并霍纳综合征，白细胞逐渐增多。虽然血清中炎性生物标志物水平较低，

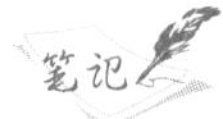

但对于白细胞增多症（无论是感染还是血液病）的病因完善检查后没能明确诊断。经验性抗生素治疗后，患者体温正常，但白细胞增多症仍然存在。此时文章作者很难决定优先治疗感染或肺癌。第1个周期化疗后，患者白细胞迅速下降，血清降钙素原水平正常。化疗反应快，提示白细胞增多是副肿瘤综合征的一种表现。肺部占位合并发热或者WBC升高时，诊断为感染还是PNS是一个窘境，目前没有特效的指标评价，多数都是治疗后评价，这给内、外科医生均提出了挑战。PNS的误诊率很高，目前能检查的PNS指标并不能完全涵盖所有的PNS的诊断，因此PNS的血液、CSF检测均不能作为排除标准。因此本病例给我们的提示：在找不到明确感染证据的时候，如果高度怀疑存在实体肿瘤时，其发热要考虑副肿瘤综合征的可能，而外科医生也不应因患者发热而拒绝为患者手术，导致其疾病进展。

（王　鹤）

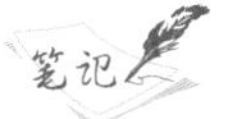

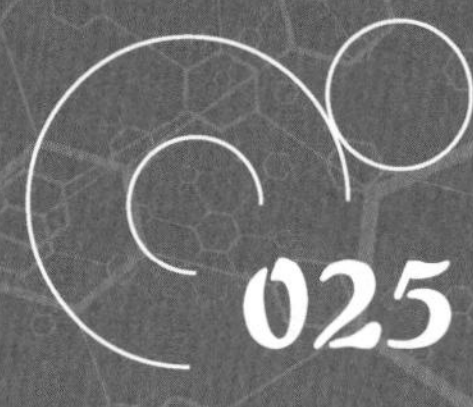

025 重症耶氏肺孢子菌肺炎一例

病例介绍

患者，男，32 岁，主因“喘憋半个月，加重伴发热 10 天”，于 2015 年 11 月 11 日收入院。

既往史：肾病综合征，口服激素（泼尼松 10 mg qd）治疗 1 年。

患者体温最高 38.3 ℃，伴喘憋、干咳、周身乏力。外院曾诊断“肺部感染”，给予注射用头孢哌酮钠舒巴坦钠 3.0 g bid 抗感染治疗 7 天，效果不佳。1 天前于感染科门诊查痰中耶氏肺孢子菌抗原示阳性，以“发热待查，耶氏肺孢子菌感染”收入感染科。

【体格检查】

入院查体双肺可闻及少量湿性啰音。无其他阳性体征。

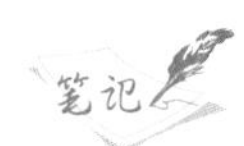

【实验室及影像学检查】

血常规：WBC 11.40 × 10^9/L，GR% 87.9%，CRP 66 mg/L。

血气分析：PO_2 65.50 mmHg，PCO_2 32.8 mmHg。

实验室检查除外巨细胞病毒感染、肺结核。

胸部 CT（图 25－1）：双肺间质性病变合并机遇性感染可能性大，双侧少量胸腔积液；少量心包积液。

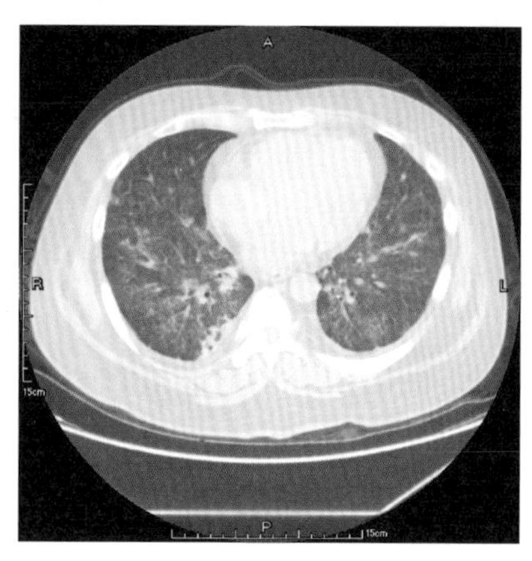
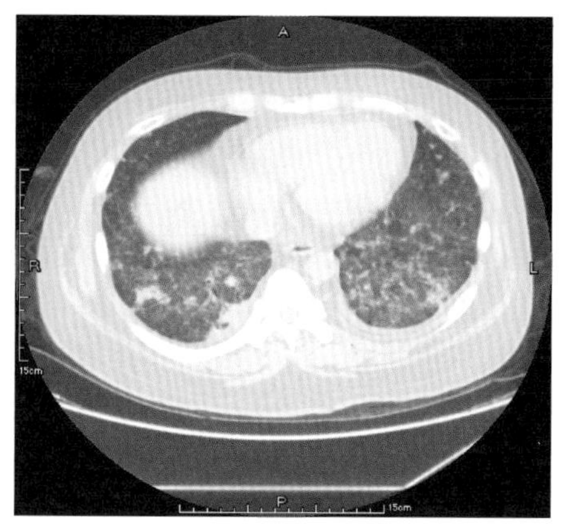

图 25－1 胸部 CT

【诊断】

入院诊断：脓毒症，重症肺炎，急性呼吸窘迫综合征，耶氏肺孢子菌感染，肾功能不全，肾病综合征。

最终诊断：脓毒症，重症肺炎（耶氏肺孢子菌、细菌混合感染）、急性呼吸窘迫综合征、肾功能不全、肾病综合征。

【治疗】

入院后给予卡泊芬净 + 盐酸莫西沙星 + 亚胺培南西司他丁钠 + 复方磺胺甲噁唑抗感染治疗。用药第 2 天体温呈下降趋势，用药 5 天后体温稳定在正常水平，喘憋症状缓解。入院 1 周后患者白细胞数正常，复查痰找肺孢子菌阴性，更改抗生素为哌拉西林钠他唑巴

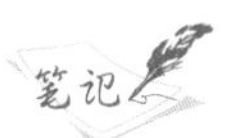

坦钠＋卡泊芬净＋更昔洛韦＋复方磺胺甲噁唑抗感染治疗。入院治疗 2 周后患者体温正常，无明显喘憋，炎症指标恢复正常，患者出院。

病例分析

肺孢子菌于 1909 年和 1910 年分别由 Chagas 和 Carini 在感染锥虫的豚鼠和大鼠肺组织中发现，近 20 年的研究证实肺孢子菌为真菌中独立的一属。耶氏肺孢子菌（原名耶氏肺孢子菌）是宿主特异性的致病菌，只有感染人类时才会致病。该菌具有传染性，人与人之间通过呼吸道传播。耶氏肺孢子菌可定植在细菌或病毒性感染患者甚至健康人的上呼吸道上，当宿主因某种原因出现抵抗力下降时，虫体就会大量繁殖而致病。耶氏肺孢子菌在肺泡上皮细胞大量繁殖可使肺泡上皮细胞空泡化、脱落，肺泡壁毛细血管通透性发生改变。肺泡内充满大量液体，为蛋白性渗出伴脱落变性的肺泡细胞，以及少量巨噬细胞、虫体的滋养体和孢囊等，可导致间质性浆细胞性肺炎，甚至发生严重低氧血症，最终因呼吸衰竭而死亡。

耶氏肺孢子菌肺炎（pneumocystis pneumonia，PCP）又称间质性浆细胞肺炎，是一种少见的肺炎，是由耶氏肺孢子菌感染引起的肺部非化脓性间质性炎症。PCP 系严重的呼吸系统机会性感染性疾病，常见于艾滋病和应用免疫抑制、糖皮质激素、放化疗患者，以及老年、反复应用广谱抗生素的肿瘤患者。

PCP 诊断依据：①起病隐匿或亚急性起病，干咳，气短和活动后加重，可有发热、发绀，严重者可发生呼吸窘迫；②肺部阳性体

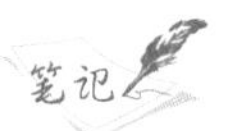

征少，或可闻及少量散在的干湿性啰音，体征与疾病的严重程度往往不相符；③胸部 X 线检查可见从双肺门开始的弥漫性网状结节样间质浸润，有时呈磨玻璃状阴影；④血气分析显示低氧血症，严重患者 PaO_2 明显降低，常在 60 mmHg 以下；⑤血乳酸脱氢酶常升高；⑥痰液或支气管肺泡灌洗液培养或肺组织病理检查等发现肺孢子菌孢囊或滋养体。非艾滋病的 PCP 患者往往起病急，进展更快且更严重。

耶氏肺孢子菌对大多抗真菌药物不敏感，复方磺胺甲噁唑为治疗 PCP 的首选用药。卡泊芬净、复方磺胺甲噁唑及二者联合治疗的疗效优于单一用药，而且起效快。目前认为卡泊芬净对其有治疗作用。对病情重、缺氧明显的患者给予糖皮质激素治疗，可抑制炎性反应和由此造成的肺损伤，可使中重度 PCP 的病死率降低近 50%。目前普遍推荐在 PaO_2 < 70 mmHg、肺泡动脉血氧分压差 > 35 mmHg 或支气管肺泡灌洗液中性粒细胞 > 0.10 时使用糖皮质激素作为辅助治疗，并主张在复方磺胺甲噁唑应用前 15 ~ 30 min 给药。对 PaO_2 > 70 mmHg 的 PCP 患者应用糖皮质激素亦可获益，但不主张常规使用。对于合并严重呼吸衰竭，经磺胺类药物及糖皮质激素治疗症状无缓解者需考虑呼吸支持治疗。

本例患者为 32 岁男性，既往有肾病综合征激素用药史。本次为急性起病，喘憋半个月，伴发热 10 天。入院查体：双肺听诊湿性啰音（+），动脉血气 PO_2 下降，氧合指数小于 300 mmHg。血常规示 WBC 升高、GR% 升高、CRP 升高。胸部示肺部间质改变，痰查耶氏肺孢子菌阳性，故诊断脓毒症、重度肺炎、耶氏肺孢子菌感染、急性呼吸窘迫综合征。给予复方磺胺甲噁唑联合卡泊芬净等抗感染及激素抑制炎症反应等治疗后，患者好转出院。

笔记

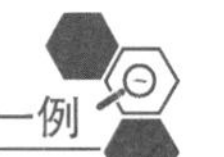

病例点评

由于医学进步，器官移植、自身免疫性疾病等运用激素人群增多，以及 HIV 患者，容易感染 PCP 发展为致死性重度肺炎。故 HIV 患者及应用糖皮质激素人群如果出现发热、喘憋等症状应考虑 PCP 感染。

（王　燕）

笔记

026 传染性单核细胞增多症诱发急性无结石性胆囊炎及急性胰腺炎一例

病例介绍

患者，男，32 岁，主因“发热 8 天。”于 2020 年 9 月 7 日收入我科。

既往史：体健，否认既往史。

患者 8 天前于劳累后出现发热，主要为低热，体温波动于 37.1～37.3 ℃，未予重视。6 天前体温最高到 39.8 ℃，以下午及夜间为著，口服退烧药（具体不详）后体温可下降至 37.3～37.5 ℃，伴畏寒、寒战、出汗、乏力，伴头晕、头痛，伴干咳，伴轻度胸闷、喘憋，伴近期纳差、厌油腻，当天就诊于某医院。查肺炎支原体抗体 IgM、肺炎衣原体、呼吸道合胞病毒抗体、腺病毒、柯萨奇病毒 IgM 抗体均为阴性。WBC 5.5×10^9/L，HGB 144 g/L，

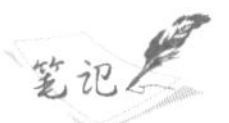

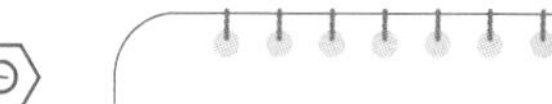

PLT 153 × 10^9/L，GR% 45.5%，LY% 46.9%，CRP 4 mg/L。胸部CT未见明显异常。予头孢克肟、连花清瘟治疗效果欠佳。3天前再次就诊于某医院，予静脉滴注治疗（具体不详），效果欠佳。2天前出现咽痛，上腹不适，伴恶心，干呕2次，腹泻1次，为大量半成形黄便，伴尿频，尿色加深，为浓茶色。因近期饮水量少、尿量较前减少，就诊于某医院，予小柴胡、头孢克肟、喜炎平抗感染、退热、保护胃黏膜等治疗，效果欠佳。1天前就诊于我院发热门诊，查WBC 6.10 × 10^9/L，LY% 58.9%，CRP 24.40 mg/L，甲型、乙型流感病毒抗原检测、新型冠状病毒抗体检测（IgG + IgM）、新型冠状病毒核酸检测—咽拭子：阴性。胸部CT平扫未见明确急性炎症，请结合临床。腹部 + 盆腔CT平扫：胆囊浆膜下水肿，胆囊炎可能；乙状结肠、降结肠及横结肠管壁可疑增厚，周围脂肪间隙渗出性改变，请结合临床相关检查。先后予头孢曲松钠1 g、亚胺培南西司他丁钠0.5 g抗感染、奥美拉唑保护胃黏膜、补液等治疗，仍发热，现为进一步诊治收入我科。

【体格检查】

入院时皮肤及巩膜黄染明显，咽部红肿，左侧扁桃体覆以脓苔，左颈后可触及多枚肿大淋巴结，无明显压痛，活动性良好，中上腹及右上腹压痛明显，肝区叩击痛阳性，Murphy征可疑，肝脾肋下未触及。

患者住院1周后突发全身弥漫性皮疹，无明显瘙痒感，压之可以褪色，见图26-1。

【实验室及影像学检查】

WBC 6.50 × 10^9/L，LY 4.06 × 10^9/L，LY% 62.4%，HGB 127 g/L，PLT 100 × 10^9/L，CRP 14.96 mg/L，ESR 6 mm/h，ALT 526 U/L，AST 297 U/L，T-BIL 144.18 mmol/L，D-BIL 98.54 mmol/L，

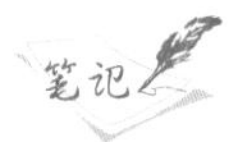

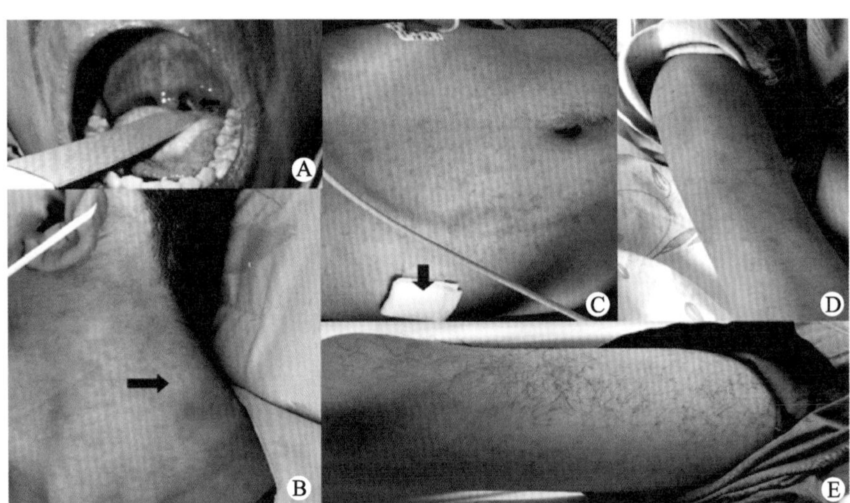

A：黑色箭头显示左侧扁桃体被脓覆盖；B：黑色箭头显示淋巴结肿大；C：黑色箭头显示肝活检后；D、E：右臂和右腿上的皮疹。

图 26－1 临床照片

IB 45.64 mmol/L，AMY 305 U/L(35～135 U/L)，脂肪酶 413.1 U/L (0～60 U/L)。降钙素原 0.97 ng/mL。尿常规：BIL（2＋），KET (2＋)，其余阴性。淋巴细胞亚群检测：$CD3^+$ 87.05%，$CD4^+$ 16.54%，$CD8^+$ 67.80%，CD4/CD8 0.24。凝血功能基本正常，PTA 轻度下降，为 76.70%。血分片提示异型淋巴细胞 14%。CHOL 3.33 mmol/L，TG 2.90 mmol/L，高密度脂蛋白 0.38 mmol/L，低密度脂蛋白 1.85 mmol/L。其余血清学指标见表 26－1。

表 26－1 血清学检查

检验项目	结果
EBV-DNA（血浆）	2046 copies/mL
EBV-IgM	＞160 U/mL
EA-IgG	35.20 U/mL（Positive）
EB-IgG	39.70 U/mL（Positive）
甲、乙、丙、戊肝炎	Negative
HIV-1 & 2 抗体	Negative

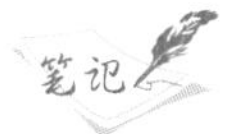

续表

检验项目	结果
CMV-DNA	Negative
Toxo-IgM	Negative
RBV-IgM	Negative
HSVI + II-IgM	Negative
流行性出血热 IgM + IgG	Negative
腺病毒	Negative
柯萨奇病毒	Negative
库姆斯试验	Negative
尿含铁血黄素实验	Positive
AFP	0.99 ng/mL（Negative）
铜蓝蛋白	0.34 g/L（Negative）
AMA-M2	3.35 U/mL（Negative）
抗 SP100 抗体 SP100	3.52 U/mL（Negative）
抗 GP210 抗体 GP210	2.57 U/mL（Negative）
抗肝肾微粒体 I 型抗体 LKM-1	0.92 U/mL（Negative）
抗可溶性肝抗原 IgG 抗体 SLA	1.51 U/mL（Negative）
ANA	Negative
ANCA（IF-ANCA、MPO-IgG、PR3-IgG）	Negative
IgG 亚类四项	Negative
布氏杆菌虎红实验	Negative
G 实验	Negative

磁共振胰胆管成像（MRCP）：胰胆管通畅，肝脏肿大，脾脏肿大，肝门区及腹膜后多发淋巴结肿大。为除外其他可能性疾病，再次行 PET-CT 检查，提示双侧腮腺未见异常，双侧扁桃体明显增生，左侧为著，SUVmax 14.9，全身未见肿瘤性病变，全身淋巴结 SUV 值最高 6.9，脾脏体积明显增大，占 11 个肋单元，SUVmax 3.3。

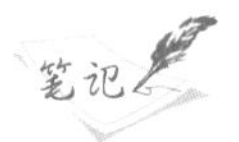

超声心动图未见异常，射血分数 66%，未见明显瓣膜赘生物等表现。

随后考虑患者诊断为传染性单核细胞增多症明确，但为寻找无结石性胆囊炎及胰腺炎诱发原因，在征求患者同意后，对患者进行淋巴结及肝脏组织的活检（图 26 -2，图 26 -3）。

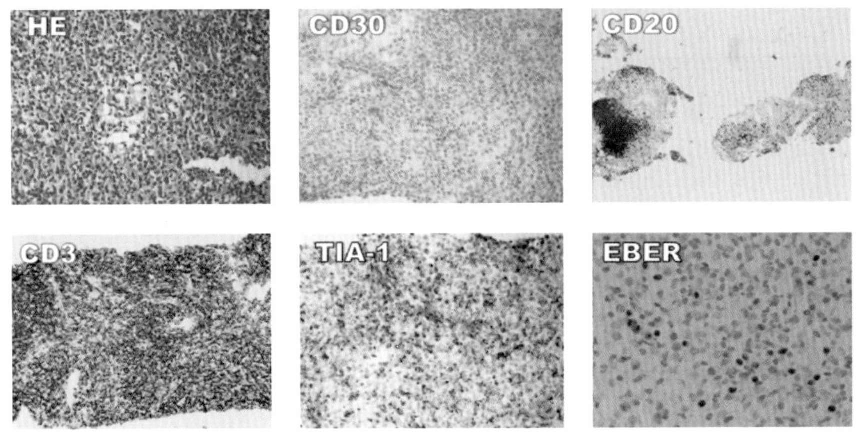

CD20(+), CD3(+), CD5(+), Ki-67(index 50%), CD56(-), TIA-1(+), PAX-5(+), CK(-), CD30 弱阳性, EBER（ + , 55/HP)。

图 26 -2　淋巴结活检（左颈淋巴结）病理免疫组化

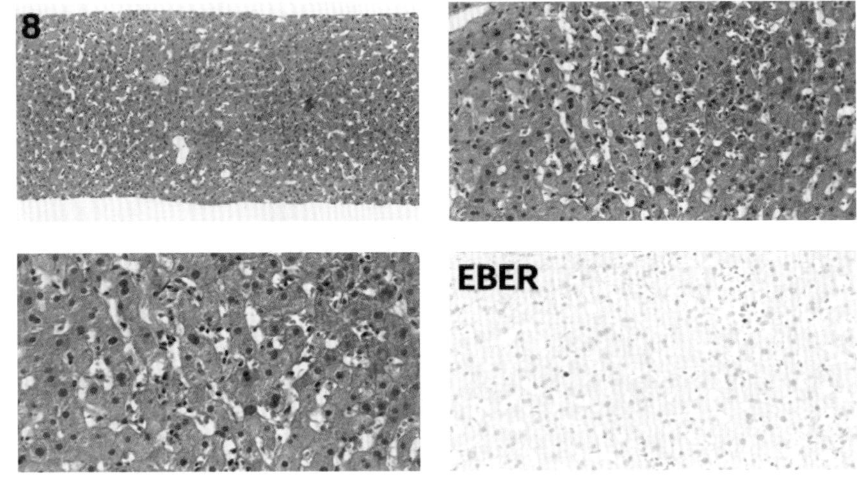

EBER (+ , 2/HP)。

图 26 -3　肝活检显示 EB 病毒引起的肝炎的表现

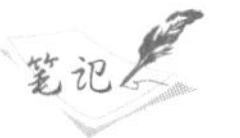

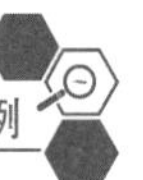

患者入院后给予常规禁食水，补充液体，同时予头孢曲松抗感染、复方甘草酸苷保肝、腺苷蛋氨酸退黄、阿昔洛韦抗病毒治疗，并予地塞米松 5 mg qd 治疗 3 天，随后患者体温基本稳定在 37 ℃左右，同时转氨酶、胆红素均进行性下降，腹部症状好转并消失，逐步恢复肠内营养。患者在院期间出现皮疹，考虑病毒性皮疹，给予对症处理，未予特殊治疗，自行消退。

【诊断】

入院诊断：胆囊炎？黄疸型肝炎？盆腔少量积液。

最终诊断：传染性单核细胞增多症。

【治疗】

予阿昔洛韦抗病毒联合地塞米松抗炎基础上联合保肝对症支持等治疗。

【随访】

患者在院期间皮疹明显消退，咽部红肿消失，体温正常，腹痛消失，转氨酶、胆红素、淀粉酶、脂肪酶等均迅速下降至正常。逐步恢复饮食后出院，门诊随诊时未再复发。

病例分析

EB 病毒感染导致传染性单核细胞增多症是一种十分常见的疾病，通常具有自限性，病程也相对较短，主要的临床表现为发热、咽痛、淋巴结肿大、脾大等。EB 病毒感染几乎可以发生在生命中的任何阶段，95% 的正常人一生中都会出现 1 次 EB 病毒感染，而通常都是无症状感染为主，部分患者出现有症状的自限性综合征，称为传染性单核细胞增多症。传染性单核细胞增多症的主要临床表现为发热、咽痛、淋巴结肿大、脾大及血常规中淋巴细胞计数增

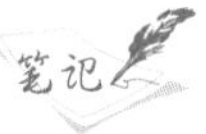

多，并出现异型淋巴细胞。但也同时存在一些罕见的临床表现，包括脾破裂、神经系统症状、胆汁淤积与肝炎、急性肾衰竭、急性血管内溶血等，也有一些胆囊炎及胰腺炎的报告，但是往往都是单纯的胆囊炎或胰腺炎，并且年龄都偏低，平均年龄为 17 岁，成人罕见，而二者同时出现更为罕见。有报告称 EB 病毒携带患者的唾液终生排出病毒，而且感染后第 1 年排出的病毒颗粒量最大。EB 病毒还可以通过体液、握手、共同进餐、共用牙刷等方式传播，因此对于 EB 病毒感染的识别与诊治是每一位临床医生都需要掌握的，尤其是要对该病毒感染后的一些特殊表现要有所了解。

本例患者在初期院外诊治的过程中，就多次提示了临床医生，患者的白细胞总数并不高，同时 CRP 也基本正常，而且淋巴细胞百分比一直在比较高的水平，甚至远高于中性粒细胞，只是患者出现了腹痛、厌油腻，腹部 CT 提示胆囊水肿等，误导了临床医生，进而出现了淀粉酶及脂肪酶的升高，酷似胰腺炎。但随后的一些其他检查并不支持单纯胆囊炎及胆源性胰腺炎这一类诊断，相反异型淋巴细胞的升高及淋巴组织与肝脏组织中的 EBER 阳性细胞提示了 EB 病毒的感染与浸润，导致了肝脏的炎症及进一步的无结石性胆囊炎，继而出现胰腺炎。PET 等其他检查也除外了其他鉴别诊断。同时患者在院期间出现了皮疹，在给予抗病毒及激素和对症治疗后得到很好的控制，也证明诊断的正确性。

根据目前国际上已有多篇关于胰腺炎的诊断指南，本例患者入院时有典型的上腹疼痛、恶心、干呕，同时上腹有压痛，血脂肪酶达到正常上限近 7 倍，因此符合诊断标准。而针对胰腺炎的原因，MRCP 未见明确的胰胆管结石，同时 PET-CT 未见壶腹部占位等，患者也不是长期酗酒，体型正常，BMI 在正常范围，CHOL 虽轻度升高，但不足以诊断脂源性胰腺炎，根据血清学分析（表 26 - 1）

笔记

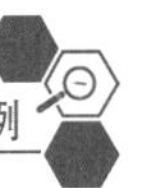

自身免疫性胰腺炎也可以除外。而患者为公职人员，平日饮食规律，因此诸如胆道蛔虫等诱发胰腺炎的罕见情况也可以排除。

胆囊炎的诊断则是基于患者有明显的厌油腻饮食，有恶心、干呕，以及查体时发现的右上腹压痛，Murphy 可疑，血生化提示胆红素的双相升高，同时腹部 CT 可以提示胆囊浆膜下水肿、胆囊炎，因此根据目前国际上指南及共识，诊断急性无结石性胆囊炎是明确的。虽然目前无结石性胆囊炎已经有多篇病例报道，其可以是一些罕见的病原体导致的，如布氏杆菌、真菌等，但是本例患者的一些相关的间接检查均为阴性（表 26－1）。因此考虑该诊断与 EB 病毒感染存在一定关系。当病毒感染后，患者出现肝脏的急性炎症反应，以及胆汁淤积的表现，在较严重的肝脏疾病时，是可以出现胆囊的浆膜下水肿及胆囊炎的。

此外，因有报道称发现 EB 病毒感染的患者中有罕见的溶血性贫血的表现，本例患者入院时有明显的胆红素升高，但是与之前 Sukhchain 等人发现的病例不同，其血色素下降并不明显，而只是单纯表现为尿含铁血黄素实验阳性，但是库姆斯试验为阴性，结合患者的各项检查指标，暂时不考虑存在溶血的表现，但这个结果仍然值得我们警惕，EB 病毒感染在一定情况下，确实可以导致患者出现较为严重的溶血现象。

病例点评

EB 感染很少引起胆囊炎与胰腺炎的表现，但 EB 病毒感染有时候可能是相对严重的，可以有多脏器的损害，甚至有时危及生命。根据本病例也不难发现，其实 EB 病毒感染绝大部分以支持治疗为主，激素的使用在关键时刻上对于患者来讲是可能获益的。此前国

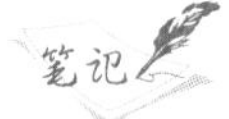

外有人通过对 pubmed 进行搜索，回顾了 1966—2016 年间所有 EB 病毒相关感染出现胆囊炎或者胰腺炎的病例共 48 例，但几乎都是儿童或者青少年，成人少见，而且并没有 1 例患者同时出现胆囊炎与胰腺炎两种表现，文章中也提到 EB 相关的胰腺炎仅有 14 例的报告，而且多数都是儿童与青少年，平均年龄为 16 岁，男女比例为 6∶8，女性偏多，而本例患者为成年男性，因此属于常见疾病的罕见表现。再次通过 pubmed 进行文献搜索，对 2016—2020 年的文献进行回顾，目前还尚未有报告，因此本病例为第 1 次报告 EB 在除影响肝脏外，还可以同时诱发胆囊炎及胰腺炎。EB 病毒感染的患者发生胆囊炎与胰腺炎的病理生理机制还不十分明确，可能均与 EB 感染后较重的肝脏损伤有关系。关于胆汁淤积导致后续的问题，本病例也做了肝脏组织的穿刺，也可见到 EBER 阳性细胞及胆汁的淤积，也证实了这一点假设。同时本病例也提示了这类患者预后良好，通常不需要外科干预。

（王　鹤）

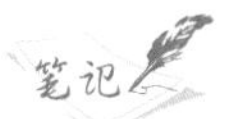

027 以多饮多尿为首发表现的垂体曲霉菌脓肿一例

病例介绍

患者，女，52 岁，以“多饮、多尿20 余天”于2016 年8 月12 日收入院。

既往史：2 型糖尿病 13 年，口服二甲双胍肠溶片、阿卡波糖治疗，血糖控制良好。

20 余天前无明显诱因出现口干、多饮（7000 ~ 8000 mL/d）、多尿（7000 ~ 8000 mL/d）及体重轻度下降（3 kg），偶伴心慌，饮水后症状可缓解，无头晕、头痛，无恶心、呕吐，无视物模糊、肢体麻木等症状。

【体格检查】

入院后查体无明显阳性体征。

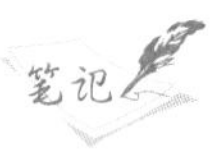

【实验室及影像学检查】

入院后

监测 24 小时的入量为 7 ~ 8 L，尿比重：1.005。肿瘤标志物：阴性。糖化血红蛋白：6.1%（4.27% ~6.07%）。

查头颅核磁提示：垂体腺瘤合并肿瘤坏死可能；垂体脓肿待除外；蝶窦炎、蝶窦积液可能（图 27 - 1，图 27 - 2）。

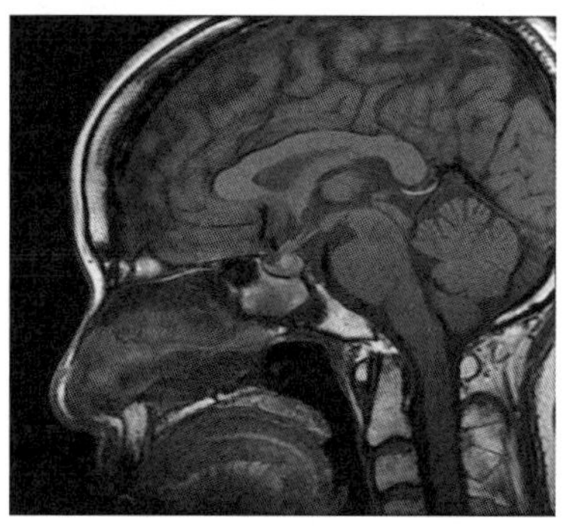

图 27 - 1 （术前）头颅核磁 T_1WI 像：垂体异常增大，可见约 1.7 cm × 0.8 cm 异常信号影，中心呈中高信号，边缘高信号

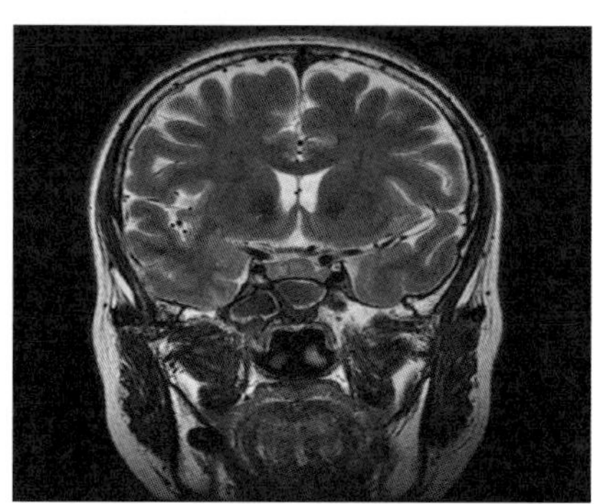

图 27 - 2 （术前）头颅核磁 T_2WI 像：垂体内病变中心呈中低信号，边缘稍高信号

入院后 2 周

出现发热，最高 39.3 ℃，呈弛张热，无畏寒、寒战，无头痛，无咳嗽、咳痰等伴随症状，查血常规正常，C 反应蛋白、降钙素原阴性，肺炎支原体抗体、肺炎衣原体抗体、EBV - DNA、CMV - DNA 均阴性。

尿培养、血培养、血真菌培养均阴性，PPD、抗结核抗体、结核感染淋巴细胞培养 + 干扰素测定：阴性。

胸部 CT 正常。考虑为尿崩症、发热（与垂体占位性病变有关）。

笔记

2016 年 9 月 8 日行手术，2016 年 9 月 13 日病理回报：蝶窦内脓肿病理结果示变性之真菌团，考虑为曲霉菌（图 27－3）。垂体病理：针尖大纤维组织内见淋巴细胞、浆细胞及组织细胞浸润，呈慢性炎（图 27－4）。

图 27－3 蝶窦内脓肿病理（HE 染色 ×100）：变性之真菌团，考虑为曲霉菌

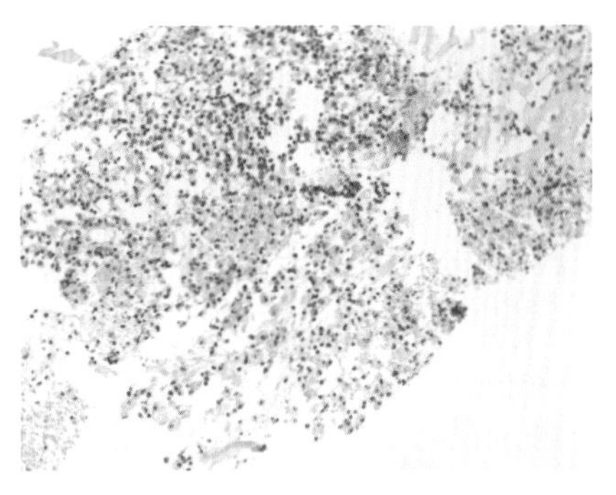

图 27－4 垂体病理（HE 染色 ×40）：针尖大纤维组织内见淋巴细胞、浆细胞及组织细胞浸润，呈慢性炎

【诊断】

初步诊断：考虑为尿崩症、发热（与垂体占位性病变有关）。

明确诊断：垂体、蝶窦曲霉菌脓肿。

【治疗】

2016 年 9 月 8 日行“经鼻蝶鞍区肿物探查切除术、蝶窦脓肿清除术”，术中可见蝶窦内黄白色液体及黏稠样物质，留取培养及送病理检查；垂体窝前壁骨质被破坏约 0.3 cm 圆孔，沿破坏处骨质咬开垂体前壁骨质，可见包膜及约 0.1 cm 破口，挤压后可见黄白色物质流出，刮勺刮除质软病变组织，术后送病理检查。患者术后仍有发热，达 38.5 ℃，术后 1 周蝶窦及垂体分泌物培养回报均为阴性。查血 G 试验阴性，GM 实验阳性。给予伏立康唑 200 mg q12h 静脉滴注，2 天后体温降至正常，伏立康唑改为 200 mg q12h 口服治疗 3 个月，体温一直正常，复查 2 次 GM 实验均为阴性。复查垂体核磁示垂体术后改变、无新发病变（图 27－5）。同时，口服醋

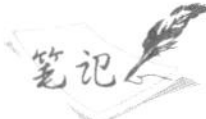

酸去氨加压素片，尿崩症得到控制，每天尿量在 2 L 以内，无明显不适。

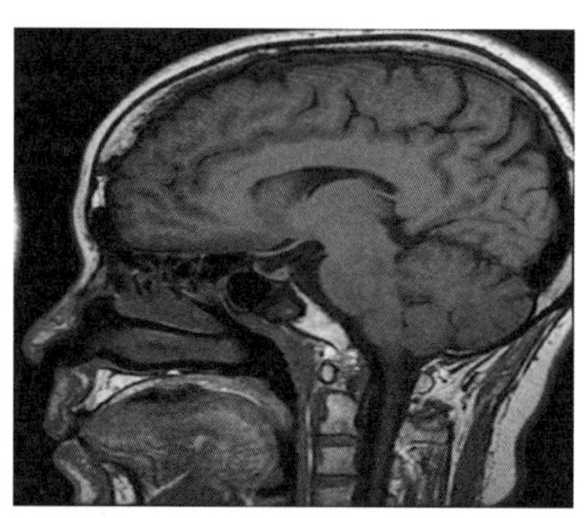

图 27－5 （术后 2 个月）头颅核磁 T_1WI 像：垂体术后改变，中部变薄，未见异常信号影

病例分析

垂体脓肿是一种罕见的鞍内感染性疾病，约占垂体占位性病变的0.4%。垂体真菌感染性脓肿则更为罕见，国内外仅报道数例，病原菌主要为曲霉菌。垂体曲霉菌感染来源一般有 2 个途径：一是来自于局部感染的扩散，如鼻窦、鼻旁窦感染；二是来自于其他部位感染的血液播散，如肺曲霉菌病。本例患者虽既往无鼻窦炎病史，但根据术前头颅核磁的影像学特点、术中所见及最终病理诊断，均能明确诊断为蝶窦曲霉菌脓肿，并侵蚀垂体窝前壁骨质，从而导致垂体曲霉菌脓肿。另外，本例患者有糖尿病，也是真菌感染的危险因素之一。

垂体脓肿临床表现多无特异性，如头痛、视力视野障碍、尿崩、月经紊乱、泌乳等。根据相关文献统计分析，垂体脓肿最常出现的症状是头痛和下丘脑或垂体柄受压所致的尿崩症。早期很少出

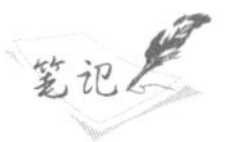

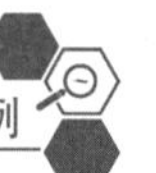

现发热，可能与鞍区结构特点导致感染易于局限而不易出现如脓毒血症般全身症状相关。

MRI 检查被认为是诊断垂体脓肿有效的手段之一，但其表现根据脓肿所含蛋白及出血情况而不同，信号变化也较大，往往很难与腺瘤、转移瘤、Rathke 囊肿等鉴别。本例患者术前核磁不能确定是腺瘤坏死还是脓肿，最终依靠术中病理才明确诊断。本例患者为 52 岁女性，以尿崩症为首发症状，头颅核磁示垂体占位，后出现发热，被误认为是院内感染，通过排查呼吸道、泌尿道、消化道等部位有无感染灶，以及完善细菌、病毒、结核等相关感染的特异性化验检查，结果均阴性，最终才考虑发热与垂体病变相关。遂行“经鼻蝶鞍区肿物探查切除术、蝶窦脓肿清除术”。

本例患者术后病理确诊为曲霉菌感染，经过伏立康唑 3 个月的静脉、口服序贯治疗后被治愈。

病例点评

垂体曲霉菌脓肿术前诊断很难，临床表现和影像学检查缺乏特异性，确诊依赖于术中获取组织及脓液的组织学检查和微生物培养。因此，早期诊断、及早手术及系统的抗真菌治疗是垂体曲霉菌脓肿诊治的关键。

目前认为经蝶入路手术联合抗生素及激素替代治疗是公认的治疗垂体脓肿的有效治疗方法。中枢的曲霉菌感染首选伏立康唑，对于伏立康唑不耐受或耐药的患者，可使用两性霉素 B 脂质制剂治疗。

（黄光伟）

笔记

附　录

首都医科大学附属北京友谊医院简介

首都医科大学附属北京友谊医院始建于 1952 年，原名为北京苏联红十字医院，是中华人民共和国成立后，由党和政府建立的第一所大型综合性医院。建院初期，毛泽东、周恩来、刘少奇、朱德等老一辈革命家为医院亲笔题词。毛泽东主席特别题词“减少人民的疾病，提高人民的健康水平”。1957 年 3 月，苏联政府将医院正式移交我国政府，周恩来总理来院参加了移交仪式。1970 年，周总理亲自为医院命名为“北京友谊医院”。

目前，首都医科大学附属北京友谊医院已发展为集医疗、教学、科研、预防和保健为一体的北京市属三级甲等综合医院，是首都医科大学第二临床医学院。医院设有西城院区和通州院区，其中

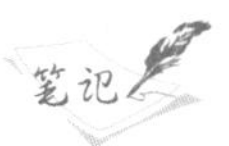

西城院区位于首都核心区，通州院区位于城市副中心。

北京友谊医院建设规模为31.07万平方米，其中西城院区建设规模为19.4万平方米，通州院区一期建设规模为11.13万平方米。医院现有职工4400人，其中研究生导师150人，高级专业技术人员623人，国家级和北京市级专业委员会主委、副主委及核心期刊主编、副主编84人。目前两院区共开放床位2300张，年门诊量336万人次，年出院患者9.3万人次。北京友谊医院是北京市首批基本医疗保险A类定点医疗机构，可实现住院患者全国异地医保持卡结算，也是全国最早承担干部保健及外宾医疗任务的医院之一。

医院综合优势明显，专业特色突出，共有临床医技科室54个。消化和泌尿系统疾病诊治，肝、肾移植，肾内血液净化，热带病和寄生虫诊治及中西医结合是医院的专业特色。2014年10月，医院获批成为国家消化系统疾病临床医学研究中心，2018年牵头成立北京市医院管理中心消化内科学科协同发展中心。

近年来，医院的医学科技创新能力显著提升，学科架构日臻完善，支撑平台不断强化，综合优势逐渐凸显。医院拥有国家临床重点专科8个，博士点27个，硕士点31个，国家住院医师规范化培训专业基地17个，国家专科医师规范化培训试点基地4个，“扬帆”重点专业7个，北京市重点实验室4个，北京市研究所4个，医学转化中心1个，还拥有支撑临床研究发展的国际标准化临床研究质控平台、ISO 9001认证生物样本库和多中心互认医学伦理平台与研究型病房。医院与海外院校长期保持学术交流合作，接待国外专家学者短期交流及留学生来院参观见习。自2005年起，北京市李桓英医学基金会已资助北京市14批次共231名中青年科技人才出国前往世界一流科研院所学习深造。

2012年7月1日，北京友谊医院作为全国和北京市医药卫生改革综合试点单位，率先实现“两个分开、三个机制”的改革试点。2016年4月，受北京市政府和平谷区卫计委的委托，北京友谊医院

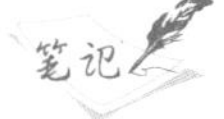

对平谷区医院以“区办市管”为模式进行管理。2019 年 7 月，北京友谊医院顺义院区主体建设项目开工建设。同年 12 月，通州院区二期工程开工建设。医院先后于 2017 年 4 月 8 日和 2019 年 6 月 15 日启动了医药分开综合改革和医耗联动综合改革，坚持“医疗改革与提升医疗技术质量相结合，与改善患者就医感受相结合”。

多年来，北京友谊医院党委坚持以习近平新时代中国特色社会主义思想为指导，带领全院干部职工在推进医疗改革、改善医疗服务、提升医疗质量、创新驱动发展、落实非首都功能疏解和京津冀协同发展等方面，大胆改革，锐意进取，扎实工作，整体社会评价在全市及全国医院中名列前茅。北京友谊医院在 2018 年度全国三级公立医院绩效考核中评价等级 A +，在参评的全国 2398 家公立医院中排名第 19。在北京市医疗服务能力管理综合排名和北京市属三甲医院绩效考核中，北京友谊医院连续多年位居前三甲，医院消化内科、普外科在全市重点专科排名中位列第一。医院曾先后两次被授予全国先进基层党组织，曾获全国“三八”红旗集体、全国模范职工之家、中国质量奖提名奖、首都劳动奖章等荣誉，多次被授予首都文明单位标兵等光荣称号。

建院以来，北京友谊医院得到了党和国家领导人及各级党委政府的关怀。在市委市政府、市卫生健康委和市医院管理中心的领导下，医院坚持“全心全意为患者服务”的宗旨，弘扬“仁爱博精”的院训精神，建立现代医院管理制度，坚持党委领导下的院长负责制，努力实现患者信任、职工幸福、医院发展、党和政府放心。未来，医院将以国家消化学科群为战略学科，整合现有国家临床重点专科项目、传统特色学科、有发展潜能的优势学科，发挥医院综合实力，创新驱动发展，努力把医院建设成为国家级医学中心，形成职工共同追求的友谊梦，为首都医药卫生事业的发展做出新的更大的贡献。

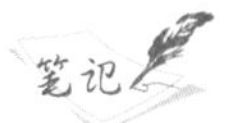

2020 年 8 月

首都医科大学附属北京友谊医院感染内科简介

首都医科大学附属北京友谊医院感染内科（以下简称“感染内科”）正式成立于1994年，当时的名称为“感染暨急救医学科”，2004年改为感染内科。目前，感染内科拥有感染内科病房、感染内科专家门诊和专科门诊、发热门诊、肠道门诊、感染内科实验室。感染内科为北京市感染性疾病临床重点专科、北京市中医局重点学科、北京市中西医结合研究基地、国家中医局“十二五”重点建设专科、全国名老中医药专家传承室——王宝恩名医工作室（现为王宝恩名家研究室）。目前全科有医护人员52人，其中医生23人，护士29名。

感染内科坚持中西医结合的方法诊治各种感染性疾病，常见病种包括不明原因发热、脓毒症、病毒感染、细菌感染（包括耐药菌感染）、真菌感染；肺炎、泌尿系感染（包括复杂性泌尿系感染）、胆道感染、肝脓肿、急性胰腺炎合并感染、免疫功能低下感染（如器官移植术后发热等）。同时感染内科还承担发热门诊诊治任务，传染病筛查工作，全院感染性疾病诊治及指导抗生素使用。

笔记

病毒七项

序号	检测项目	正常参考值
1	COX 病毒-IgM	阴性
2	腺病毒-IgM	阴性
3	CMV 病毒-IgM	阴性
4	EB 病毒-IgM	阴性
5	单纯疱疹病毒Ⅰ-IgM	阴性
6	单纯疱疹病毒Ⅱ-IgM	阴性
7	风疹病毒-IgM	阴性

呼吸道病原学 IgM 九联检测

序号	检测项目	正常参考值
1	嗜肺军团菌 IgM	阴性
2	肺炎支原体 IgM	阴性
3	Q 热立克次体 IgM	阴性
4	肺炎衣原体 IgM	阴性
5	腺病毒 IgM	阴性
6	呼吸道合胞病毒 IgM	阴性
7	流感病毒 A 型 IgM 抗体	阴性
8	流感病毒 B 型 IgM 抗体	阴性
9	副流感病毒 1、2、3 型 IgM	阴性

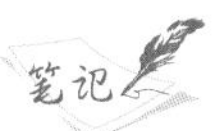

血清肿瘤标志物　（男性）

序号	缩写	项目名称	单位	参考范围
1	AFP	* 甲胎蛋白（化学发光法）	ng/mL	0～15
2	CEA	* 癌胚抗原（化学发光法）	ng/mL	0～5
3	CA125	糖原蛋白 125	U/mL	0～35
4	CA199	糖类抗原 199	U/mL	0～35
5	CYFRA211	细胞角蛋白片段 211	ng/mL	0～3.3
6	NSE	神经元特异性烯醇化酶	ng/mL	0～18
7	TPSA	* 总前列腺特异抗原（化学发光法）	ng/mL	0～4
8	FPSA	* 游离前列腺特异抗原（化学发光法）	ng/mL	1.0
9	c-PSA	复合前列腺特异性抗原	ng/mL	0～3.57
10	CA-50	糖链抗原 50	U/mL	0～30
11	CA-242	糖类抗原 CA-242	U/mL	0～25
12	CA724	糖类抗原 724	U/mL	0～8.2

血清肿瘤标志物　（女性）

序号	缩写	项目名称	单位	正常参考值
1	AFP	* 甲胎蛋白（化学发光法）	ng/mL	0～15
2	CEA	* 癌胚抗原（化学发光法）	ng/mL	0～5
3	CA125	糖原蛋白 125	U/mL	0～35

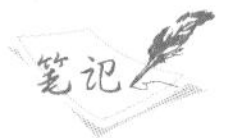

续表

序号	缩写	项目名称	单位	正常参考值
4	CA199	糖类抗原 199	U/mL	0～35
5	CA153	糖原蛋白 153	U/mL	0～31.3
6	CYFRA211	细胞角蛋白片段 211	ng/mL	0～3.3
7	NSE	神经元特异性烯醇化酶	ng/mL	0～18
8	SCC	鳞状上皮细胞癌相关抗原	ng/mL	0～1.5
9	HE4	人附睾分泌蛋白	pmol/L	0～140
10	CA-50	糖链抗原 50	U/mL	0～30
11	CA-242	糖类抗原 CA-242	U/mL	0～25
12	CA724	糖类抗原 724	U/mL	0～8.2

笔记